「十三五」国家重点图书出版规划项目

中医古籍名家点评丛书

总主编 ◎ 吴少祯

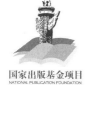

琼瑶针灸神书

明·琼瑶真人 ◎ 撰

陆寿康　李宝金 ◎ 点评

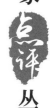

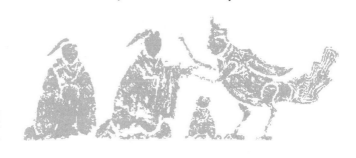

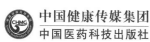
中国健康传媒集团
中国医药科技出版社

图书在版编目（CIP）数据

琼瑶针灸神书／（明）琼瑶真人撰；陆寿康，李宝金点评．—北京：中国医药
科技出版社，2022.11

（中医古籍名家点评丛书）

ISBN 978 - 7 - 5214 - 3498 - 9

Ⅰ.①琼…　Ⅱ.①琼…②陆…③李…　Ⅲ.①针灸疗法 - 中国 - 宋代　Ⅳ.
①R245

中国版本图书馆 CIP 数据核字（2022）第 206322 号

美术编辑　陈君杞
版式设计　南博文化

出版　**中国健康传媒集团** | 中国医药科技出版社
地址　北京市海淀区文慧园北路甲 22 号
邮编　100082
电话　发行：010 - 62227427　邮购：010 - 62236938
网址　www.cmstp.com
规格　710×1000mm $^1/_{16}$
印张　16
字数　223 千字
版次　2022 年 11 月第 1 版
印次　2022 年 11 月第 1 次印刷
印刷　三河市万龙印装有限公司
经销　全国各地新华书店
书号　ISBN 978 - 7 - 5214 - 3498 - 9
定价　**56.00 元**

获取新书信息、投稿、
为图书纠错，请扫码
联系我们。

◎ | 出版者的话

　　中医药是中国优秀传统文化的重要组成部分之一。中医药古籍中蕴藏着历代名家的思维智慧与实践经验。温故而知新，熟读精研中医古籍是当代中医继承、创新的基石。新中国成立以来，中医界对古籍整理工作十分重视，因此在经典、重点中医古籍的校勘注释，常用、实用中医古籍的遴选、整理等方面，成果斐然。这些工作在帮助读者精选版本、校准文字、读懂原文方面发挥了良好的作用。

　　习总书记指示，要"切实把中医药这一祖先留给我们的宝贵财富继承好、发展好、利用好"，从而对弘扬中医药学、更进一步继承利用好中医药古籍提出了更高的要求。为此我们策划组织了《中医古籍名家点评丛书》，试图在前人整理工作的基础上，通过名家点评的方式，更进一步凸显中医古代要籍的学术精华，为现代中医药的发展提供借鉴。

　　本丛书遴选历代名医名著百余种，分批出版。所收医药书多为传世、实用，且在校勘整理方面已比较成熟的中医古籍。其中包括常用经典著作、历代各科名著，以及古今临证、案头常备的中医读物。本丛书致力于将现有相关的最新研究成果集于一体，使之具备版本精良、校勘细致、内容实用、点评精深的特点。

参与点评的学者，多为对所点评古籍研究有素的专家。他们学验俱丰，或精于临床，或文献功底深厚，均熟谙该古籍所涉学术领域的整体状况，又对其书内容精要揣摩日久，多有心得。本丛书的"点评"，并非单一的内容提要、词语注释、串讲阐发，而是抓住书中的主旨精论、蕴含深义、疑惑谬误之处，予以点拨评议，或考证比勘，溯源寻流。由于点评学者各有专擅，因此点评的形式风格也或有不同。但其共同之点是有益于读者掌握、鉴识所论医籍或名家的学术精华，领会临床运用关键点，解疑破惑，举一反三，启迪后人，不断创新。

　　我们对中医药古籍点评工作还在不断探索之中，本丛书可能会有诸多不足之处，亟盼中医各科专家及广大读者给予批评指正。

中国医药科技出版社

2017年8月

余序

　　作为毕生研读整理、编纂古今中医临床文献的一员，前不久，我有幸看到张同君编审和全国诸多相关教授专家们合作编撰《中医古籍名家点评丛书》的部分样稿。感到他们在总体设计、精选医籍、订正校注，特别是名家点评等方面卓有建树，并能将这些名著和近现代相关研究成果予以提示说明，使古籍的整理探索深研，呈现了崭新的面貌。我认为这部丛书不但能让读者系统、全面地传承优秀文化，而且有利于加强对丛书所选名著学验主旨的认识。

　　在我国优秀、靓丽的文化中，岐黄医学的软实力十分强劲。特别是名著中的学术经验，是体现"医道"最关键的文字表述。

　　《礼记·中庸》说："道也者，不可须臾离也。"清代徽州名儒程瑶田说："文存则道存，道存则教存。"这部丛书在很大程度上，使医道和医教获得较为集中的"文存"。丛书的多位编集者在精选名著的基础上，着重"点评"，让读者认识到中医药学是我国优秀传统文化中的瑰宝，有利于读者在系统、全面的传承中，予以创新、发展。

　　清代名医程芝田在《医约》中曾说："百艺之中，惟医最难。"特别是在一万多种古籍中选取精品，有一定难度。但清代造诣精深的名医尤在泾在《医学读书记》中告诫读者说："盖未有不师古而有济于今者，亦未有言之无文而能行之远者。"这套丛书的"师古济今"十分昭著。中国医药科技出版社重视此编的刊行，使读者如获宝璐，今将上述感言以为序。

中国中医科学院

余瀛鳌

2017年8月

目录 | Contents

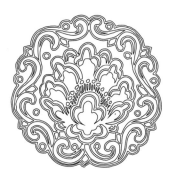

《琼瑶针灸神书》，原题琼瑶真人著，又名《琼瑶发明神书》《针灸神书大成》，简称《琼瑶神书》《针灸神书》。以针刺手法操作和临床应用著称，形式大都采用歌赋体裁，易读易记，通俗实用。

一、成书背景

1. 书名

《四库全书总目》《浙江采集遗书总录》《读书敏求记校证》《四部总录医药编》著录本书，名曰《琼瑶发明神书》。清道光二十八年戊申（1848）信元堂刻本（以下简称"道光本"）、清同治十年辛未（1871）重刻本（以下简称"同治本"）牌记作《针灸神书大成》，同治本又题为杨继洲编著，是为书贾伪托。1987年根据道光本、同治本，由陆寿康点校本书，则名为《针灸神书》，并在内页"针灸神书"正名下，用括号标注"琼瑶神书"字样，以表明书目原名。今之点评本，则以《琼瑶针灸神书》为书名，以正其名，以广其传。

2. 卷数和版本

《读书敏求记校证》著录有"明翻宋本"，《四库全书总目提要》著录有"浙江郑大节家藏本"，《浙江采集遗书总录》著录有"二老阁藏刊本"，分别为2卷和3卷本。《中医图书联合目录》（北京图书馆、中医研究院图书馆编，1961）著录为"琼瑶神书四卷"，仅存清道光二十八年戊申刻本，藏于北京图书馆与原卫生部中医研究院图书馆（现中国中医科学院图书馆）。该书目出版后，马继兴先生将当年焦勉斋先生送他的《琼瑶神书》转赠予中医研究院图书馆，致有清同治十年辛未重刻本。经查清道光本、同治本，崇宁年间序中并无滑伯仁字样，可能是中医研究院所藏版本有脱。

据上述书目记载，《琼瑶神书》现仅存有两种刻本各一部，均为中国中医科学院图书馆收藏。其一题为"清道光二十八年（1848）信元堂刻本"，另一部记作"清同治十年（1871）刻本"。黄龙祥查得道光本载有道光丙申詹景炎序，内封书名题"针灸神书大成"，右边题有"新刻琼瑶真人神书"小字一行，左下记有"信元堂梓行"字样，框上题"道光戊申秋刻"一行；而同治本内封中书名题"针灸神书大成"，右上题"杨继洲编著"，左下记有"修□□梓"四字（中间二字缺损）。经仔细对照，以上两部除内封外，版式、字体特征完全相同，实为同一版的不同时期的印本。

黄龙祥检得《贩书偶记续编》著录有《琼瑶神书》4卷，记曰："明江右杨继洲著，道光丙申修文堂刊。又名《针灸神书大成》。"可见现存两部《琼瑶神书》实均出自清道光丙申修文堂刻本，均用修文堂旧版重印，所谓"信元堂新刻本"只是新刻一封面而已。而同治本内封所记堂号残缺处，应为"文堂"二字，可见此本很可能连内封都没换。也就是说，现之4卷本《琼瑶神书》只有一种刻本，即清道光丙申（1836）修文堂刻本。

该本内容前后有重复，体例也不一致，可明显看出有后人增补的文字。例如其卷一"宋徽宗崇宁皇帝论"篇明言："……访见《琼瑶真人神书》三卷。令侍郎张忠学习，神书三卷，千金不传。"再者，此书按"天""地""人"三才分卷，均说明原书为3卷。

历代书目记载各版卷帙有2、3、4卷之不同，或为刊刻时有所增补，特别是清道光本、同治本均为4卷本。但卷四《附方穴图》内容以十四经穴图及歌赋为主，其体例显与前三卷不同。

3. 成书年代和作者

《读书敏求记校证》据《万卷堂目》疑刘党即琼瑶真人姓名。明代《国史经籍志》称"宋代刘党撰，元代滑寿注"。李云《中医人名大辞典》及《各家针灸学说》教材等均沿其误，以讹传讹。《浙江采集遗书总录》及《四库全书总目》均题为"太师刘真人集"，然考"太师刘大本"，记载多不相符，也当为虚托之人。其他书目对琼瑶真人是宋徽宗崇宁间人这一观点都持否定态度。《中医图书联合目录》云："此书虽有崇宁元年序，但序中又提及滑伯仁，显是托名，四库总目辨之已详。今见卷一十一页有'明宣德十年'字样，姑附其年。"明宣德十年为1435年，故该书目著录从此。

黄龙祥考证本书作者和成书年代，认为清刊本题"杨继洲"显系托名，不足信，书名中增"大成"二字，也系附会《针灸大成》书名而来。考此书标题中大多冠以"琼瑶真人"字样，内容也多见有道家常用的符咒之法，可见本书的作者系一兼通针术的道人——"琼瑶真人"。又，该书首载"宋徽宗皇帝崇宁五年琼瑶真人一书手法序"及"宋徽宗崇宁皇帝论"二篇，而书中载有大量宋以后医书文字，二篇文字显系后人伪托，并不足凭。

今知此书中已见有与《针经指南》《玉龙歌》《十四经发挥》等元代医书内容相同的文字，故现行本成书上限应该不早于元代。又，现行本卷三末附有与明中期刊本《十药神书》合刊之《孙子中家传崔氏四花穴》及《上清紫庭追劳仙方》。再者，书中又见有"陕西布政司""宣德十年"等明代行政机构名称及纪年，则其当成书于明宣德十一年（1436）之后。可见，现存4卷本的重编年代不早于明中期，3卷本原书的成书年代约在元末明初。有学者认为，本书在宋元官私书目均无著录，而最先著录该书的是明代朱睦㮮的《万卷堂书目》，故推断其成书时间大约在1435—1570年之间。

又，钱曾《读书敏求记》于合抄本"琼瑶真人八法神针、紫芝春谷全书二卷"下记曰"峨眉山人黄士直序而传之，录于至正乙未中秋"。今《琼瑶真人八法神针》1卷本（见于钱曾《述古堂书目》）不存，因此黄氏序文真伪难辨，与《琼瑶神书》3卷本及现存4卷本的关系也不详。

二、全书内容和学术思想

本书凡4卷。卷一至卷三，分天部、人部、地部，是为三才。根据中医基础理论（包括阴阳五行、脏象、经络等），结合针灸临床实际，论营卫深浅、气血流注、表里相应、水火分治、生成之数等内容，而尤重针刺手法。卷一"琼瑶真人秘传神针手法心授口诀二十四字"、卷三"黄帝之机琼瑶之论五十三法"，总括各种补泻手法名目，可谓针刺手法之集成。除一般针灸书籍中涉及的迎随、呼吸、提插（提按）、捻转补泻手法之外，本书以较多篇幅阐明循、提、按、弹、搓、捻、进、退、搜、摄、盘、摇、战、动、扪等手法。如循法有虚循、实循，按法有虚按、实按，摇法有顺摇、横摇，刮法有上刮、下刮，盘法有大盘、小盘、双盘之类，分别病证虚实、阴经阳经、男女性别、午前午后而施之，较《针灸大全》《针灸聚英》《针灸问对》《针灸大成》详尽。特别值得指出的是，本书有气上、气下、升阳、升阴之法，为其他书所未载。而所论汗、吐、下三法针刺，又较李梴《医学入门》操作步骤更加具体。

特别应该指出的是，本书所举病证，几乎都综合应用各种相应手法，选取有关经穴、奇穴进行针刺治疗，内容包括伤寒、时疫、疟疾、中风不语、半身不遂、口眼㖞斜、肢体麻木、手足拘挛、痴呆、泄泻、呕吐、反胃、便秘、腹胀、水气、积聚、七疝、木肾、遗泄、小便不通、小便频多、咳嗽、哮喘、肺痈、吐血、虚损、潮热、头痛、臂痛、肩痛、胸痛、背痛、腰痛、腿痛、心痛、五痫、口臭、目赤、耳聋、牙痛、失音、乳蛾、鼻泻、鼻流浊涕，以及妇女月经不调、经事不行、崩漏、赤白带下、横产、难产、死胎、胎衣不下等70余种病证的针刺治疗。

其中卷二"男女中风不语一百五十八法"至"男女口气之病二百十六法"共59法实由《玉龙歌》改编而来，又卷二之二百五十法、二百五十一法、二百五十二法、二百六十五法、二百六十七法、二百六十八法、二百六十九法、二百七十三法8方，分别相当于《针灸大成·治症总要》第八十、八十一、八十二、九十五、九十一、九十九、九十四、一百八方，而这部分内容又引自窦氏针灸的《针灸集成》处方集。

如伤寒的针刺治疗，书中即有28则方法，对伤寒无汗、发黄、发斑、自汗、小便不通和伤寒不传、伤寒阴证等分别论述，且分男、女、小儿施治，曲尽奥妙，极尽其详。本书特点之一，是对针下之气的论述，将针下之气分为虚、实、浮、沉、滑、涩、紧、微的不同，并相应予以不同的手法，对于临床治疗大有裨益。

卷四《附方穴图》，以十四经穴图为主，对常用经穴的经脉分布、取穴部位做了介绍，其中尤其重视五输穴、八脉交会穴、天星十一穴，而"流注六十穴道"则是子午流注取穴法的经穴分部。如再结合卷三"十二经络配合四十法"以下各法经穴主治、"经络分所属六十二法"以下各法的部分内容，则将会对取穴、选穴、手法、主治等掌握更加全面。

"不传异穴"歌诀之后的透穴刺法、沿皮刺法等针刺法特点与窦氏针灸尤其符合。"杂病穴道"所载经穴，除丹田穴不见于《窦太师针经》外，其余经穴大多见于《窦太师针经》；吕细、百劳等穴名亦符合窦氏针灸腧穴命名特点，这部分内容很有可能是依据《窦太师针经》传本改编而来。

值得指出，本书对天星十一穴、八脉交会穴都有具体针刺手法的规定。如"三里二穴（热，脉洪，泻提数次，提刮战二七次，气下三五次，向上摄提数次，不灸。寒，脉微，补，刮搓捻，次推按数次，气上数次，升阳数次，灸七壮）"（治病手法歌六十三法）；"公孙二穴（热，脉洪，提刮三五次，泻三五次，搜摄战三五次，升阳、气下，不灸。寒，脉微，补三五次，搓三五次，捻三五次，升阳三次，三壮）"（八法流注六十四法），具有一定的学术价值，对病证寒热针刺补泻和手法操作有临床指导意义。

综上所述，本书是以针刺治疗为主，兼及灸法与少数方药治疗的临床专著。其内容包括针灸学中经络、腧穴、刺法与治疗等方面，而以针刺手法为精华部分。其形式大都采用歌赋体裁，易读易记，通俗实用。

可惜的是，本书现存传本绝少，自清同治后无有刊刻，因此这样一本很有价值的针灸典籍至今仍未得以广泛流传。为弘扬我国针灸学术，兹据道光本为底本，以同治本为主校本，进行校勘。对原书中字、词有错误、脱衍者，加以说明。《医经会元》卷九、卷十，是明代吴嘉言《针灸原枢》，其中含《窦太师秘传密话针经琼瑶宝鉴》（以下简称《宝鉴》），其内容、排序等和《针灸神书》卷一、卷二有一致性，显然是本书的早期传本。因此，此次点评将《针灸原枢》列为主要他校本，并在书后附录《从〈针灸原枢·窦太师秘传密话针经琼瑶宝鉴〉看〈琼瑶针灸神书〉》一文以考证两书相应文字之间的关系。

三、学习要点

1. 背诵歌诀、理解熟悉、临床操作三结合

本书大都采用歌赋体裁形式，易读易记，通俗实用。应该指出，经脉循行、腧穴主治、临床经验等内容以歌诀呈现，例如窦汉卿《标幽赋》、泉石心《金针赋》、凌云《拦江赋》、王国瑞《玉龙歌》等，

是元以后针灸学术发展的重要形式和体裁。因此对本书歌诀应该多多诵读，牢记于心。

诚然，本书歌诀众多，背不胜背，因此我们要有选择、有目的地进行相关临床方歌和手法操作歌诀的背诵。对八脉八法、天星十一穴等临床方歌的背诵，应予重视。而手法操作歌诀则宜以理解、熟悉其要领步骤，并在临床落实为主。

对本书的手法操作内容，建议可先易后难，逐步推进。如先从提按、捻转着手，再把握常用而易行的循、摄、搓、摇、弹、刮、盘等手法，在临床上真正学到手，做到得心应手。最后进行气上、气下、升阳、升阴等手法的学习和应用。

2. 去芜存精，学用道家医学思想和手法内容

道家针灸是古代针灸学术发展过程中的重要组成部分，其中不乏有独到创见的学术思想和临床经验。如北宋初的《素问》遗篇"刺法论"，就是出自兼通医学的道人之手。这是一篇极其珍贵的针法文献，是继《内经》《难经》之后对针刺法的又一次较系统的总结，并对金元时期针法研究产生很大影响。

《针灸神书》对针刺手法操作和针下之气状态的描述等，是不可多得的道家针法内容。通过整理研究和个人临床，去芜存精，有目的地学习和应用道家医学思想和手法内容，针灸临床疗效将会有一个质的飞跃。如陈永华、刘正才等应用《类经图翼》八卦针穴和《针灸神书》升阳手法等，用道家针灸对 30 例面瘫康复治疗效果进行观察[西南国防医药，1999，9（4）：246]，就是一篇有启发性的临床报道文章，值得推荐阅读。而刘正才《道家针灸》（上海科学技术出版社，1991）一书对道家针灸已有全面系统的论述，于此恕不再赘述。对此读者可选择学习。

又，道家针灸书籍都存在许多历史遗存。此次点评虽已去除了部分道家神咒内容，但仍存在夹杂有类此者，如卷三"黄帝之机琼瑶之论五十三法"之"这三条针，世间多有不会此针，乃神仙所用也"等内容。为保存原貌，姑存之，请注意识别。

陆寿康　李宝金
2022 年 3 月

整理说明

《琼瑶针灸神书》以针刺手法操作和临床应用著称，形式大都采用歌赋体裁，易读易记，通俗实用，是一本难得的针刺手法应用专著。

1. 本次点评以清道光二十八年戊申（1848）信元堂刻本（以下称"道光本"）为底本，以清同治十年辛未（1871）重刻本（以下称"同治本"）为主校本。以明代医家吴嘉言所著《针灸原枢》为他校本。

2. 他校本《针灸原枢》原题《吴梅坡家传神效针灸原枢》，2卷（卷九、卷十）。据日本大阪府立图书馆所藏明刻本影印。《临床针灸古典全书·中国资料（十）》（大阪：オリエント出版社，1993，第50册）收录。原在我国已佚，故所引者均在点评项原文呈现，以存其真，并借以与《琼瑶针灸神书》相对校。本次点评还对两书文字，从医理上加以简评。

3. 底本有错者，凡据校本改正。原书中的错别字、通假字、异体字均改，并注校语。

4. 本书卷一"医学源流八""琼瑶真人针灸神针礼斗神咒十""天罡神咒十一""后咒针法揉搓十二"，卷四"治多年医不可痔疮灸法"文末有关咒法等内容，因涉神符礼斗等，姑予删之。但在全书目录和相应正文后加以标识。

5. 卷三"孙子中家传崔氏四花穴法"文末有 10 幅图,"一捻金九宫尻神"有 1 幅图;卷四各经歌赋文字附 30 幅图,卷四文末有神符 1 幅,因画图简陋,经穴部位不规范,参考价值不大,故亦一并删之。但在全书目录和相应正文后加以标识。

序 ❖

　　针灸之法，捷于用药，夫人而知之矣。于医乎，《针灸大全》《针灸大成》遍行于世，而不知其皆本于《琼瑶》乎。《琼瑶》一书备注三百六十余穴，其神针手法深明乎腹部盘盘、搓、循逆顺之法，所谓刮、战、摇、按、摄、弹、搓、搜者，无不明白分晓，令医者一目瞭①然。先明乎此，然后习气上升阳、气下升阴，热中取凉、凉中取热，温多取冷、冷多取温，及左补右泻，穴道远近，呼吸度数、浅深分寸，可次第而降矣。吾愿世之医病者取此书而立复之。按针中浮沉迟数之法，斟酌左病取右、右病取左、病上取下、病下取上之妙而消息之，庶不失活人之志云尔，是所望于世之行针者。是为序。

　　　　　　　　　时维　道光丙申桃月下浣吉旦
　　　　　　　　　古扝吉詹景炎氏八十二岁灯下书

---

① 瞭：原作"了"，据文义改。

卷一　琼瑶神书天部

宋徽宗皇帝崇宁五年琼瑶真人一书
手法序一[①]

论医人针灸，不识何经受病，妄行取穴，又不知伐上升阳之法，又不知气下升阴之法，令患人病疾，楚楚之苦不得愈者，何也？

答曰：一则，不中穴，不知气行。二则，不知左补右泻，更不知其分寸。三则，不知气下升阴之法，难受其分。四则，虽知气至，不明气上、气下，或随其针而出[②]者。五则，不知汗、吐、下三法。六则，又不知腹部盘盘针法，专行补泻，令[③]人气血不散。七则，不知移疼注痛；又不知热中取凉、凉中取热，温多取冷、冷多取温；又不知左瘫而取右，右瘫而取左；又不知上部有病而下部取，下部有病而上部取也。八则，不明针中浮、沉、迟、数、紧、涩，不知病者何生，又不知补生泻成之息数，左补右泻，何能治之。先须审其八般手法治之，明其刺禁，辨经络穴道远近[④]、各人呼吸度数、浅深分寸，用之无不愈矣。不可补泻而取出针，又不可一律[⑤]而推之，务在调

---

① 一：原无此字，据上下文例补。
② 出：原作"萃"，据文义改。
③ 令：原作"冷"，据文义改。
④ 辨经络穴道远近：原作"辨其络穴道远近"，同治本作"经络穴道远近"，据文义改。
⑤ 律：原作"埋"，据文义改。

匀。必①明其真师口诀，手法秘要亲传，不得错矣。

【点评】本书卷一首载"宋徽宗皇帝崇宁五年琼瑶真人一书手法序"及"宋徽宗崇宁皇帝论"二篇，而书中载有大量宋以后医书文字，则此二篇文字显系后人伪托。以此为据，以证本书是宋人刘党所作，但详察则不足为凭。今知此书中已见有与《针经指南》《玉龙歌》《十四经发挥》等元代医书内容相同的文字。因此，现行本成书上限应不早于元代。

本书开宗明言说明针刺各种手法在临床治疗上的意义。尤其强调中穴气行和气上、气下的重要性，要求针刺手法必须手把手亲传。

又，《宝鉴》五脏六腑图说："崇宁五年深，少保知大明府，有群盗内一起强寇杨宗，以居大比道路不通，居岁受害。忽一日，命捕盗官生擒杨宗，送狱按刑市井，命医官并画匠画之。徐州有欧希范作过大刑三十人，当司就命画匠于法场上，割开人胸腹画之。"其中的"崇宁五年"，可为《针灸神书》的"宋徽宗皇帝崇宁五年琼瑶真人一书手法序一"的年号、朝代作出相应注脚。从而也说明本书以此年号为序，应出自《宝鉴》，而以宋徽宗皇帝、崇宁五年为书广传，显见其伪。

琼瑶真人用升阳升阴气上气下之手法讲论歌二

太阳膀胱及小肠，升阳气上三经②当。
胃经阳明二证取，气下热甚按前行。

---

① 必：原作"家"，据文理改。
② 三经：据医理当作"二经"，即足太阳膀胱、手太阳小肠二经。

少阳胆与三焦证，气上气下分阴阳。

太阴脾胃实调气，多取升阳效非常。

少阴心肾搓摩法，更须取下要升阳。

厥阴升阳气上①用，四逆搓搓要热强。

若是老师行此法，免使患者受其殃②。

【点评】升阳、升阴、气上、气下各种手法，必须根据针刺具体经脉而定。

琼瑶标本运气歌三

少阳从本为相火，太阴从本湿上坐，

厥阴从中火是家，阳明从中湿是我，

太阳少阴标本从，阴阳二气相包裹。

风从火断汗之宜，燥与湿兼下之可，

万病能将火湿分，彻开轩岐无缝钻。

琼瑶辨十二经水火分治法四

胆与三焦寻火治，肝与包络都无异，

脾肺常将湿处求，胃与大肠同湿治，

恶寒表热小肠湿，恶热表寒心肾炽。

十二经中最端的，四经属火四经湿，

---

① 气上：原作"为上"，据医理改。

② 殃：原作"死"，据同治本改。

四经有热有寒时，攻里解表细消息。

湿同寒兮火同热，寒热到头无两说。

六经①分来分热寒，寒热中停真浪舌。

休治风时休治燥，治得火时风燥了。

当解表时休攻里，当攻里时莫解表。

表里如或两可攻，后先内外分多少。

敢谢轩岐万世恩，争奈醯鸡笑天小。

【点评】以上两段，可合并解析理解。"胆与三焦寻火治，肝与包络都无异"，手足少阳、手足厥阴以火治；"脾肺常将湿处求，胃与大肠同湿治"，手足太阴、手足阳明以湿治，是"十二经中最端的，四经属火四经湿"的意思。"太阳少阴标本从，阴阳二气相包裹"，说明手足太阳、手足少阴四经相互表里，有阴阳二气为标本关系。"万病能将火湿分，彻开轩岐无缝钻"，要辨证对待，不可过于拘泥。

宋徽宗崇宁皇帝论五②

朕自今日早朝，会集文武公卿。宣问大臣："自从寡人即位以来，闻得在京人死大半，莫不是寡人无德，致得万民有怨？"班中有一大臣，出班奏曰："陛下，为今时人死因，今时之医医人多死。"皇帝龙颜不悦，又云："寡人曾闻先皇帝太宗立医人为长，命斯为贵，而今时之医医人多死。"故大臣端简，再奏：

"陛下为甚。今时之医，学不从师，针不按穴，药不依方，虚而

---

① 六经：原作"六分"，据文理改。
② 崇宁皇帝论五：原作"崇宁论五"，据同治本改。

不补，实而不泻。针能主表，药能主里，针药并行，方可为医，倚功全济。凡医人一要识字，二要晓阴阳，三通运气，谓之明医。医不识字，不晓阴阳，不通阴阳，谓之盲医。药不别认新陈，亦不知反。误治男子如治妇人，治妇人如治小儿。医不三世，不服其药。更①兼世人有药，预先不肯求医，及致病根源深，方才出手求医。倘又不遇良医，病家不舍资财，医家坚执古方，或云出于远方而难求索，人命已失，永无再生之理。所谓差之毫厘，谬以千里，不诚然。"奏奉圣旨，天下寻访明医，钦选擢官②前查③。钦奉太祖高皇帝。

圣旨：差令御史申贵，前往虎口龙潭洞，访见《琼瑶真人神书》三卷。令侍郎张忠学习，《神书》三卷，千金不传。

圣旨：若有军民曾习琼瑶真人气上、气下、盘盘针法者，许令太医院，免其本家差役二丁，免习《铜人》。

圣旨：差令丞相同太医院官，考注三百六十余穴。又差尚书况青，同考气上、气下手指之法。

圣旨：又令都御史杨林给事中，同考神针手法。不许循私，务在精选。

圣旨：差令主事刘斌，同考汗、吐、下三法。既明，以凭擢用④。

圣旨：差令丞相胡智兼太医院，考腹盘盘、搓、循逆顺法。

圣旨：差令太医院官刘瑢，同考刮、战、提、按合同四法，精通。

圣旨：差令太医院官黄□、侍郎张忠，同考摄、弹、搓，搜合宜四法。

华盖殿门外左都御史刘子和钦奉圣旨，即说于太师刘大本，遵守

---

① 更：原作"吏"，据同治本改。
② 钦选擢官：原作"钦选擢"，据同治本改。
③ 前查：原脱，同治本作"查前"，据文义改。
④ 用：原作"同"，据同治本改。

琼瑶心传口授秘法神言，不得循私妄传于世，以备擢用。

【点评】本段可与"宋徽宗皇帝崇宁五年琼瑶真人一书手法序一"互参。显然是书商以宋徽宗皇帝名义作伪，以推崇《神书》。

论手足阴阳流注篇六

凡人两手两足，各有三阴脉、三阳脉，以合为十二经也。三阴为太阴、少阴、厥阴，三阳为太阳、阳明、少阳也。人两手足各有三阴三阳脉，相合为十二经也。谓之经者，以气血流行经常不息而言；谓之脉者，以血理分衮①行体而言也。

手之三阴，从脏走至手；手之三阳，从手走至头。足之三阳，从头下走至足；足之三阴，从足上走至腹。

手三阴从脏走至手。谓手太阴起中焦，至出大指之端；手少阴起心中，至出小指之端；手厥阴起胸中，至出中指之端。

手三阳从手走至头。谓手阳明起大指次指之端，至上挟鼻孔；手太阳起小指之端，至目内眦；手少阳起小指次指之端，至目锐眦。

足三阴从足走入腹。谓足太阴起大指之端，至属脾络胃；足少阴起足心②，至属肾络膀胱；足厥阴起大指聚毛，至属肝络胆。足三阴虽曰从足入腹，然太阴乃复③上膈挟咽，散舌本下；少阴乃复从肾上挟舌本；厥阴乃复上出额，与督脉④会于巅。

盖手太阴从肺系⑤横出腋下，手少阴从心系上肺出腋下，手厥阴

---

① 衮：原作"衰"，据同治本改。衮，音义同滚，血流旋转移动。
② 起足心：原作"足至心"，据同治本改。"至"当连下读。
③ 复：原作"腹"，据文义改。下同。
④ 督脉：原作"肾脉"，同治本同，据文义改。
⑤ 肺系：原作"脉丝"，据同治本改。

循胁上抵腋下。此秦越人所谓诸阴脉皆至颈胸而还者也，而厥阴则又上出于巅。盖厥阴，阴之尽也。所以然者，示阴无可尽之理，亦从《易》之硕果不食，示阳无可尽之理义也。然《易》之阴阳以气言，人身之阴阳以脏象言。言气则无形，而脏象有质，气阳而质阴也。然则无形者贵乎阳，有质者贵乎阴欤！

【点评】本篇第2段同《灵枢·逆顺肥瘦》篇义，说明手足阴阳十二经流注。即手之三阴，从脏走手；手之三阳，从手走头；足之三阳，从头走足；足之三阴，从足走腹。又，其他文字均据《灵枢·经脉》篇义，说明各经具体的起止、属络。

络①脉传注周流不息七

络脉，本经之旁支，而别出以联络于十二经者也。本经之脉由络脉而交他脉，他脉之交亦由是焉，传注周流无有定息也。是以手太阴之支者，从腕②后出次指之端，而交于手阳明。手阳明③之支者，从缺盆上挟口鼻，而交于足阳明。足阳明之支者，别跗上，出大指之端，而交于足太阴。足太阴之支，从胃别上膈注心中，而交于手少阴。手少阴则直自本经少冲穴，而交于手太阳，不假支援，盖君者出令者也。手太阳之支者，别颊上，至目内眦而交于足太阳。足太阳之支者，从髆④内左右，别下合腘⑤中，下至小指外侧端，而交于足少阴。足少阴之支者，从肺出注胸中，而交于手厥阴。手厥阴之支者，

---

① 络：原作"胳"，据原书目录改。

② 腕：原作"睕"，据文义改。

③ 明：原脱，据同治本补。

④ 髆：原作"膊"，据《灵枢·经脉》改。

⑤ 腘：原作"眶"，据《灵枢·经脉》改。

从掌中循小指次指，出其端，而交于足少阳。足少阳之支者，从跗上，入大指爪甲聚毛，出①而交于足厥阴。足厥阴之支者，从肝别贯膈，上注肺，而交于手太阴也。

【点评】以《灵枢·经脉》原文简述各经之支和相交的循行。

故经脉者，行血气，通阴阳，以荣于身也。通结上文以起下之义②：经脉之流行不息，所以运行血气，流通阴阳，以荣养于身者也。不言脉络者，举经以赅③之。其始从中焦，注手太阴、阳明，阳明注足阳明、太阴，太阴注手少阴、太阳，太阳注足太阳、少阴，少阴注手心主、少阳，少阳注足少阳、厥阴，厥阴复还注太阴。始于中焦注手太阴，终于注足厥阴，是经脉之行一周身也。

其气常以平旦为纪，以漏水下百刻，昼夜流行，与天同度，终而复始者也。气，荣气，统纪承上文经脉之行。其始则自起中焦，其气别常以平旦为纪也，荣常以平旦之寅时为纪，由中焦而始注手太阴，以次流行也。不言血者，气行则血可知也。漏水下百刻，昼夜流行，与天同度者，言昼夜漏下百刻之内，人身之经脉流行无有穷止，与天同一运行也。盖天以三百六十五度四分度之一，为一周天而终一昼夜；人之荣卫则以五十度，周为一身。气行一万三千五百息，脉行八百一十丈而终一昼夜，适当明日之寅时，而复会于手太阴。是与天同度数，用而复始也。或云昼漏有长短，其荣气盈缩何如？然，漏刻虽有长短之殊，而五十度周身者均至其中，不因漏刻而盈缩也。

---

① 毛出：原作"出毛"，据同治本改。
② 通结上文以起下之义：同治本无此句，疑脱。
③ 赅：原作"该"，据文义改。

医学源流八

【点评】 本篇咒语删除。

琼瑶真人避瘟毒传染法九

凡医家至人家看病，恐有瘟疫瘵劳传染之疾，其法：

凡人未至其病家，先须浣①口、洗手，望空祝白。方至其家，且要至诚，立不中门，坐不靠壁，卧不解衣，盖被不可近口。凡有饮食，务自己气吹过，方可吃。不对日月星辰下小遗，亡起淫念，休起贪心，勿生嫉妒，专要行方便心。此是阴阳邪气，先不敢进矣。凡接病家所谢之物，务要先举手叩齿谢天，然后以左手接之。如出门回家，便在地下拾一叶或草，绝做两段，分丢两处。至长流水边，浣口、洗手。望太阳，默祝云：至某家治病回得，何物并无惹带。转身便行，不可回头，即无传染矣。

琼瑶真人针灸神针礼斗神咒十

天罡神咒十一

---

① 浣：洗。洗口，即漱口。

后咒针法揉搓十二

【点评】以上 3 篇咒语删除。须见者可参黄龙祥著《中国针灸学术史大纲》第三章。

生成数十三

生一加五，补生泻成。男子左补右泻，女子右补左泻。

水一　火二　木三　金四　土五

《易》曰：

天一生水壬与子，地六成之癸与亥。肾应之水，吹气出于肺，属阴，故寒。

地二生火丁与巳，天七成之丙与午。心应之火，呵者贺也，怨也。

天三生木甲与寅，地八成之乙与卯。肝应之木，嘘气出丹田，属阳，故温。

地四生金辛与酉，天九成之庚与申。肺应之金，呬，鼻中出气。

天五生土戊与辰，地十成之己与未。脾应之土，呼，外息也，一呼一吸为一息。

又曰：

三焦相火取嘻，此应五脏六腑，呼吸出入门户也。嘻者，噫嘻，嗟也。嘻，声恨也。冷补之时，使气至病所，更用生成之息，故令病人鼻中吸气天气入，口中出气地气出，自觉热矣。热泻之时，使气至病所，以更用生成之息数，令病人鼻中气法天气出，口中吸地气入，按所病在脏腑之数，自觉清凉矣。

法曰：补冷，天先吸，鼻中先吸气，口中出气。热泻，地先行，口内先吸气，鼻中出气。两窍互换，取天气出，地气入；地气出，天气入。生成至数，推按病所脏腑虚实之数呼吸。

急提慢按逆吸气，慢提急按随呼吸。随补迎泻为呼吸，此理呼吸至精微。

【点评】呼吸补泻有热补、冷泻作用，不可忽视。

《宝鉴》"琼瑶太师治法"相应文字录于下。

生一加五，补生泻成。男子左补右泻，女子右补左泻。

水一，火二，木三，金四，土五。

《易》曰：天一生水，地六成之，肾应之吹，吹气出于肺，属阴故寒定。

地二生火，天七成之，心应之呵者，贺也怒也。

天三生木，地八成之，肝应之嘘，（嘘）气出丹田，属阳故温。

地四生金，天九成之，肺应之金，呬，鼻吸口出气。

天五生土，地拾成之，脾应之吐，呼为外息，一呼一吸为一息。

三焦相火取嘻此应五脏六腑，呼吸出入门户也。嘻者，嘻嘻，嗟也。嘻声恨也。

冷补之时，使气至病所，更用生成之息数，令病人鼻中吸天气入，口中出地气出，自觉热也。

热泻之时，使气至病所，更用生成之息数，令病人鼻中出气天气出，口中吸气地气入，按所病在脏腑之数，自觉凉矣①。

法曰：补冷，先天吸鼻中先吸气，口中出气。泻热，地先行口内先吸气，鼻中出气。两窍互换取天气出，地气入；地气出，天气入，脏腑用生

———————————

① 自觉凉矣：原作"自觉嘻凉矣"。嘻，衍文，据上文"自觉热也"删。

成推按所病脏腑虚实之数呼吸。急提慢按逆入，气如冰，慢提急按随呼吸，气如火。热随补，迎为泻，吹呼。以此理，呼吸最精微。

千金不传之秘十四

神针曰：气浮皮起多少，不可上，用升阳法。如有浮无滑可提，急弹数次可升阳。气滑针出多少，可用升阳法。有滑无浮，先按提搓之，战，出针。气涩，捻针。

气来，又不来，又来，针上有粘皮，出针。在上气沉，针皮起有窠无窠，此法用搓按。气紧，补、泻、提、按、刮、搜俱紧，可用升阳法。气细微，气细微中紧边松，可以又用气上、气下。气来①，不来②，用一遭补泻。或来，或不来，用弹，弹加搓摄。气两边行，可按。气逆之，伸提有力。

气上下，用搓数次，按一次，提搓次按一次，提一次，又搓数次，战、按、微补一次，按定出针，搓搓刮七次，循三次。战、提气行，按、泻得③吸呼。海底发火烧天急，天边水火就中温，轻轻拨动此而固，却似船家把舵执。

【点评】《神书》注重得气。得气是指进针后，在进针部位产生经气已至的感觉。本书对针刺得气尤为重视，注重分辨针下感觉。在本篇中，根据针下情况提出相应的催气手法，如"气来，不来，用一遭补泻。或来，或不来，用弹，弹加搓摄"。

《琼瑶真人治病手法歌》篇详述了气虚、气实、气浮、气沉、

---

① 气来：原作"来气"，据文义改。
② 不来：原作"下来"，据文理改。
③ 得：原作德"，据同治本改。

气滑、气涩、气紧、气微8种得气情况及相应手法。如"气微细又在针中，外松内紧是此微，若是急微急战按，战按气来方便移"。如气微时，应加战法、按法使气来，即行"要得气微微加战"，"若战，气行如蚁奔走"的手法。《灵枢·终始》云："刺之要，气至而有效。"可见得气是不可或缺的环节。《神书》辨气八法，不仅详述了针刺过程各种得气异常情况，且提出相应的解决方法。

再者，最后一段四句："海底发火烧天急，天边水火就中温，轻轻拨动此而固，却似船家把舵执"。先以烧山火法，再以针柄轻轻拨动，"似船家把舵"，有类青龙摆尾。可参下文"苍龙摆尾十八"之点评。

琼瑶神针书定生死之法千金不传十五

人皮老硬属木，沉涩细微属阳，西方金也。

针滑，气不至，属太阴，北方水也。

不紧不慢，气即至，属太阳，南方火也。

气实涩，属少阳，东方木也。

皮硬肉稀，气微不至，金能克木也，水能克火，必是死症也。

肉紧硬，属脾土，乃五行相生也。

但有相克，便定生死，余月日时大凶也。

皮浮肉紧，气即至，重针宝休也。

女人皮肉俱紧，必当双产也，即是男儿也。皮浮肉紧，定当单子也。皮肉俱稀①，是女儿之形也。

---

① 稀：原作"希"，据文理改。

【点评】人之皮肉紧硬、稀浮都与气至有关。但以五行生克解析，反而不通。最后以女人皮肉紧硬、稀浮解析生男生女更加牵强。

琼瑶真人秘传神针手法心授
口诀二十四字十六

气上　左气上，右气上，中气上，上气上，下气上。虚实。

气下　左气下，右气下，中气下，上气下，下气下。虚实。

升阳　左升阳，右升阳，中升阳，上升阳，下升阳。虚实。

升阴　左升阴，右升阴，中升阴，上升阴，下升阴。虚实。

循循　左循循，右循循，中循循，上循循，下循循。虚实。

提提　左提提，右提提，中提提，上提提，下提提。虚实。

按按　左按按，右按按，中按按，上按按，下按按。虚实。

弹弹　左弹弹，右弹弹，中弹弹，上弹弹，下弹弹。虚实。

撞搓　左撞搓，右撞搓，中撞搓，上撞搓，下撞搓。虚实。

捻捻　左捻捻，右捻捻，中捻捻，上捻捻，下捻捻。虚实。

进进　左进进，右进进，中进进，上进进，下进进。虚实。

退退　左退退，右退退，中退退，上退退，下退退。虚实。

搜搜　左搜搜，右搜搜，中搜搜，上搜搜，下搜搜。虚实。

摄摄　左摄摄，右摄摄，中摄摄，上摄摄，下摄摄。虚实。

逆逆　左逆逆，有逆逆，中逆逆，上逆逆，下逆逆。虚实。

摇摇　左摇摇，右摇摇，中摇摇，上摇摇，下摇摇。虚实。

横横　左横横，右横横，中横横，上横横，下横横。虚实。

顺顺　左顺顺，右顺顺，中顺顺，上顺顺，下顺顺。虚实。

摩摩　左摩摩，右摩摩，中摩摩，上摩摩，下摩摩。虚实。

刮刮　　左刮刮，右刮刮，中刮刮，上刮刮，下刮刮。虚实。

切切　　左切切，右切切，中切切，上切切，下切切。虚实。

前前　　左前前，右前前，中前前，上前前，下前前。虚实。

后后　　左后后，右后后，中后后，上后后，下后后。虚实。

伸伸　　左伸伸，右伸伸，中伸伸，上伸伸，下伸伸。虚实。

走走　　左走走，右走走，中走走，上走走，下走走。虚实。

盘盘　　左盘盘，右盘盘，中盘盘，上盘盘，下盘盘。虚实。

战战　　左战战，右战战，中战战，上战战，下战战。虚实。

动动　　左动动，右动动，中动动，上动动，下动动。虚实。

扪扪　　左扪扪，右扪扪，中扪扪，上扪扪，下扪扪。虚实。

【点评】循、提、按、弹、搓（撞）、捻、搜、摄、摇、摩、刮、伸、切、走、盘、战、动、扪是手指动作，是手法。其中，扪、切是手指在针穴上的手法动作，切是针刺前切穴，扪是出针后扪穴。循、摄是手指在经脉上的手法动作，循是用手指沿经脉重力循行，摄是用指甲在经脉上重力摄掐。提、按与进、退同义，将针由浅而深是按，是进；将针由深而浅是提，是退。而弹、搓（撞）、捻、搜、摇、摩、刮、盘、战、动是手指在针柄上的手法动作。较难理解的横，或可理解为将针退至皮下后横置，或进针后即在浅处将针横置。至于逆、顺、前、后，则是针后经气走向。走，是针后经气走动，气至病所的现象。左、右、中、上、下，是针刺全身各穴所在，有左有右，有上有下有中。虚实，可有两解，一是患者病证或体质虚实，如下文有虚人、实人之述；二是手法轻重虚实，轻者为虚，重者为实。气上、气下，是促使经气上下的手法；升阳、升阴，义同，详见下文。

赤凤摇头十七

凡下针得气，针头、针尖不动者，用搓、循、盘、按、推、战、搜、摩、摄、提、横、顺、逆、摇。气上下，看虚实。要上行，闭其气下行；要下行，闭其气上行。若要进针，从辰时至巳时；退针，从巳时至辰时。进则左捻针，退则右捻针，左右动也。

【点评】本书的赤凤摇头手法，先行各法使气上下，然后进则左捻针，退则右捻针，左右动也。与别家不同。

苍龙摆尾十八

凡下针，飞至关，针头不动，针尖动，左右用搓、循、盘、按、推、战、搜、摩、横、顺、逆、摇、气上、气下。无处①回拨者，将针散慢扶之，如舡中把舵②，左右随其气轻轻而拨，其气自交。或周身遍体，夺流不出，其所法。如气不行，将伸、提③而已。

【点评】本书的苍龙摆尾手法，与青龙摆尾基本相类同。《神书》"千金不传之秘十四""苍龙摆尾十八"均提及船舵作比喻。还与《针灸大成》"刺法启玄歌"极其相似，前文也都提到迎随补泻，提示二者也可能有共同文献来源。此外，《神书》和《针灸大全》用到船舵比喻的分别是"苍龙摆尾"和《金针赋》的"青龙摆

---

① 无处：原作"恶处"，据医理改。指施行手法后针下气至而无法回拨。
② 舵：原作"拖"，据同治本改。
③ 伸、提：原书"伸"字前有"舒"字，"舒"乃衍文，去之。

尾"，但在《针灸聚英》中却是"赤凤摇头歌"，似有苍龙、赤凤针刺手法混淆之惑。

搓法 三阳经外络内搓、三阴经内络外搓 十九

凡下针寒热者，以为搓之。或内，或外，如搓线之貌，勿使大转大紧，令人肉紧①。已针，准以进退。左转则热，热则天气②入，鼻吸口呼出也；右转则寒，口中吸气，地气入，鼻中出气，天气出。亦有出入之理。慢说之，再用脏腑生成之数足，自有在前。

【点评】下针寒热可用搓法。关键有二，一是小幅度如搓线之貌，勿使大转大紧；二是同时配合应用呼吸。

针下寒热法：针刺时，酸、麻、胀、重感易得，寒热感难得。但针刺治病，需热者寒之，寒者热之。"凡下针寒热者，以为搓之。或内，或外，如搓线之貌，勿使大转大紧……左转则热……右转则寒"。但仅通过左转、右转难以得到针下寒热感，还需患者配合呼吸。"生成数十三"指出："冷补之时，使气至病所，更用生成之息，故令病人鼻中吸气天气入，口中出气地气出，自觉热矣……"。通过患者呼吸吐纳，以求天人相应，得针下寒热之感，增补泻之效。

琼瑶真人三百六十号总括二十

人之一身具二五，血气周流类天地，奈何失养有不调，痎瘦是生

---

① 紧：原作"经"，据文理改。
② 气：原作"鼻"，据文理改。

仰医济。至哉琼瑶真人心，能为医理穷究深，大经小络分造化，妙推十法施金针。

循则气来弗停歇，弹后手扪闭其穴，提按气能上下行，刮者取为时顷刻。缘气不行搜则奇，气如蚁走战取时，气涩皆赖摩之效，欲和欲绝搓捻之。

随迎补泻真粗细，世人传用皆如此。如吾十法迥难同，良玉碔砆焉可比。此法济人有奇效，扶生益寿无终穷，传之同志广阴德，杏林春雨枝枝红。

【点评】十法，即循、弹、扪、提、按、刮、搜、战、摩、搓捻。此篇与《宝鉴》文字基本相同。兹将《宝鉴》文字附录于此。

人之一身其二五，血气周流类天地，奈何失养是不调，吁嗟病生仰医济。大哉琼瑶真人心，能为医理穷究深，大经小络分造化，妙推十法施金针。循则气来弗停歇，弹后手扪闭其穴，提按气能上下行，刮则取邪于顷刻。缘气不行搜则奇，气如蚁走战取时，气涩皆赖摩之效，欲和欲绝搓极之。迎随补泻直粗理，人世传用皆如此，如吾十法迥难同，良玉碔砆焉可比。此法济人有奇功，扶生益寿终无穷，传之同志广阴德，杏林春雨枝枝红。

琼瑶真人十段锦周流气上气下秘诀二十一

琼瑶提按最玄妙，气上周流十二支，六十六穴并经络，一日时辰此刺知。

冷痹肾俞三里提，阴陵脐腹痛相宜，肩井只针手三里，颈项之疾手后溪。夹脊后心中渚刮，阴陵胁肋应无疑，大陵能主心胸痛，委中腰脚要须知。

先要己口温针暖，得其呼吸运气随。毒掐穴而凭指甲，此是进针不痛机。痛疼即泻痒麻刮，弹每先呼后吸之。提按须要分在此，认取经络有功奇。春夏瘦而宜浅刺，秋冬肥人深刺之。搓进盘摇分子午，腹部盘盘要君知。

冷即要热热宜冷，三提三按别有机，紧提慢按如冰冷，慢提紧按似火池。要识进搓分提按，随济左而补暖宜，能别动静如按歇，迎夺右而寒泻之。

得气至如舡扶舵，应如弦弩始发机，气至如鱼吞钓饵，未至闭处邃幽闺。指扪塞闭候其气，手如握虎敬宾时。气至速而亦速效，气至迟而效亦迟。琼瑶提按留真诀，方知速效有神机。《素问》《难经》分补泻，此法提按少人知。年中四季人感灾，迎随诀①移源问之。观形察色分深浅，要在徐徐用针施。合进三分提按可，五分用者自详推。世间妙诀少人知，荣卫先留后用之。

春夏秋冬要提按，左右见效在心持。神人先用气上下，坐地须来遍所宜。针至皮肤分深浅，须知先后莫妄施。或捻或弹搓时用，更须仔②细用意推。合先呼而依法补，合泻依法不用疑。补时大指向前是，泻是大指望后移。阳人大指推前甲，阴人推后亦如之。补泻之时已此定，男左女右古今知。要得气上知提按，针后须臾效自奇，提针气来能战刮，顿起沉疴即此机。出阳入阴应呼吸，出入阴阳不可违。此是琼瑶十段锦，提按千金不换之。

【点评】此段文字有类元明各针家歌赋，如窦汉卿《标幽赋》、泉石心《金针赋》等。《针灸原枢》针妙歌曰："早暖分流注，迎随法最宜，顺行为补暖，逆取泻凉推，阳生春日照，阴至晚风吹，用若船拖舵，应如弩发机，这般玄妙处，惟有智人

---

① 诀：原作"决"，据下文"世间妙诀少人知"句改。
② 仔：原作"子"，据文理改。

知。"有"船拖舵""弩发机"两个连用的比喻，与上文相应部分极其相似，说明这两部分文字可能有共同文献来源。又，依照两书此诀文字，可见此法应在气至特别是针刺补泻有凉热感后施行。

琼瑶真人治病手法歌

气上一法

气上之法补三次，即提七次在针头，

若行气血加循理，麻痛消除不用忧。

【点评】《宝鉴》："上气之法补三次，即提七次在针头，若行气血加循理，麻痹消除不用忧。"

《宝鉴》"上气之法"显然有误，应是"气上之法"，如此则与题目相符。通过补三提七，再加循法，行气活血，消除麻痛感。若此法不行，则可用"气上不行加法"。这是在前法效果不明显的情况下，通过捻转、循法、摄法、弹法、提法等以通导气滞、引气上行之法。

又，如"头项强痛回顾难，百会加搓承浆按，后用气上使吕细，风府搓热头时安"（"男女头项强痛回顾难转一百六十一法"）。治疗头项强痛、活动不利，取吕细（太溪）穴，以气下之法，引气下行，可通络止痛。

气上、气下法调和荣卫，可治肢体麻木及疼痛。

气下二法

气下泻四即按七，针头气下在循行，

痛麻自愈同前理，荣卫冲原气自平。

【点评】《宝鉴》："气下泻四即按七，针头在下气循行，麻疼自愈同前理，荣卫充和气自平。"

气下法则是通过泻四按七，再加循法的操作，引气下行，使痛麻自愈。

气上不行加三法

气上不行左转三，循循七次摄急弹，

再加提摄专摄上，气自流行病自安。

【点评】《宝鉴》："气上不行左转三，循循七提摄急弹，专加摄提专摄上，气自流行病自安。"

气下不行加四法

气下不行右转三，循循七次不摄弹，

再加七按摄七次，战战按三气下安。

【点评】《宝鉴》："气下不行右转三，循循七按下摄弹，再加按摄七次战，战按三循气下安。"《宝鉴》原目是"炁下不行加法"，应改作"气下不行加法"。

又，气上、气下、气上不行、气下不行共四法。气上，经气循经而上行；气下，经气循经而下行。又，气上以提法为主，气下以按(插)法为主。气上不行左转三，以左捻针为主；气下不行右转三，以右捻针为主。"气上一法"之"气上之法补""气下二法"之"气下泻四"两句，已内涵气上是补、气下是泻之奥秘。

气上之法的操作是补3次，提7次，将针头向上并以循法。气下之法的操作是泻4次，按7次，将针头向下并以循法。至于气上不行，还可再用左转3次，循弹提摄手法；气下不行，还可再用右转3次，循摄战按手法。

应用四法，首先要详察机体阴阳的偏盛偏衰和气血运行的状态，注意气血调匀。气上使气血调匀，可"上刮七次，又战七次，气血相停，不伤荣卫"；气下使气血调匀，可"下刮七次，战七次"。

本书对气上、气下、升阳、升阴四法的运用非常娴熟，适应病症也很广泛。在《神书》所载治疗的70余种病症中，选用这四法施行的病症占80%左右，区别应用气上、气下、升阳、升阴的手法也有一定的规律可以遵循。

从病证来说，热证多气下升阴；寒证多气上升阳；寒热错杂者则根据寒热之先后轻重，升阳、升阴两法兼施。病在表者多用升阳法，疼痛之症多用升阳法。取汗多用升阳加气上，泻下多用升阴加气下。上病下取，多用气上升阳；下病上取，多用气下升阴。

从性别来说，男子多用升阳，女子多用升阴。男子午前取气用升阳加气上法，午后取气用升阳加气下法；女子午前取气用升阴加气上法，午后取气用升阴加气下法。

从发病季节来说，"春时有病，先取气上，后取气下；夏月有病，先取气下，后取气上；秋月有病，先取气下，后多用战补"；冬月有病，先取气上，"多补三六九数，后取气自然行"。

从经脉及其病症来说，三阴经病症多用升阳法；太阳膀胱及小肠经病症，亦多用升阳气上法；阳明经病症多用气下法；少阳胆及三焦经病症，则需根据其阴阳寒热之不同决定施行气上或气下之法。

此外，气上、气下、升阳、升阴四法还是其他多种复式手法的重要组成部分，如赤凤摇头、苍龙摆尾、汗法、吐法、下法及提按补泻法、盘盘丹穴法等手法中均有这四法的组合应用。

升阳法

升阳即便搓数遭，搓加循理数回饶，
急提三次须加补，加用伸提阳自交。

【点评】升阳法的操作，先搓数次并加循数次，然后急提3次用补。即以搓、循、补法为主，然后急提慢按3次，以达到升提阳气的目的。

《宝鉴》升阳法："升阳即便搓数遭，搓加循理数向饶，急提三次须加补，加用伸提阳自交。"

两书基本同。《宝鉴》"搓加循理数向饶"应从《神书》改作"搓加循理数回饶"，"向"字是"回"字的形误。

升阴法

升阴即按要加伸，提连搓搓急按之，
更使针头频下战，搓摩泻使疾如飞。

【点评】升阴法的操作以急按慢提为主，在慢提时须配用搓摩法，要使针头频频颤动，可升提阴气。

升阳为补，升阴为泻。又，《宝鉴》"又补泻量宜多少歌"中"补即升阳气上法，泻是升阴气下详"，提示了升阳、升阴、气上、气下四法的补泻性质，可证《神书》之说。

升阳、升阴法的运用广泛，也可与气上、气下法配合使用。如"不语中风气上升，中冲加捻见浮沉，涌泉即使升阳法，取气行时显有能"（"治中风不语二百四十五法"）。治疗中风后失语，取涌泉，用升阳法。涌泉为肾经井穴，进针后，通过搓、循、提的结合，激发肾阳经气，升提至脑可通关开窍。

又如"偏正头风取左右，百会穴加在指中，风池升阳上下法，束骨二次在针通"（"男女偏正头风一百六十二法"）。风池为风邪入脑之冲，偏正头风取风池行升阳法，调节阳气之变动，以疏风止痛。

再如"男子上喘气难当，三里升阴气下忙，再用三阴升阴法，用法下痰气自康"（"男子气上喘下手足冷一百六法"）。肺气虚耗之喘证，因肺阴亏虚，肺失清肃所致。足三里、三阴交有补益之效，在二穴行升阴之法，可补土生金，滋养肺阴。

总结其规律，寒证、阳虚证、痛证、表证多用升阳，热证、阴虚证多用升阴，寒热错杂则二者兼用。在用升阴、升阳法时，还要注意患者的气血状态，据针刺时间（阴日、阳日）选择合适的手法。

再者，下文"头上有病足下针三十九法"与"头上有病下部取四十二法"主要采用升阳法提升阳气以祛邪，这是对"上病下取"法则的补充，可用于治疗头面五官疾病。也可与"升阳法"一段互参佐证。

虚循五法

虚循十次买[①]不来，三寸七捻又七循，
再加三捻循七次，病者难医必丧身。

---

① 买：应为买气手法，可与下文"虚循问答二百八十九法"之"买气不来"互参。

实循六法

实循不用要循循，即补三次气在针，

一补即紧为邪气，三补七循是为饮。

【点评】虚循、实循是分别用于虚证（体）和实证（体）的手法，故虚循以补，实循以泻。此二法系《宝鉴》虚循、实循内容的歌诀，其文基本同《神书》卷二的289法、290法，可以互参理解。

进针前后用手指沿所刺穴位的络属经脉按摩，或在穴位上下左右按揉叩打的辅助手法即为循法，是一种辅助手法。循法出《素问·离合真邪论》："不足者补之，奈何？……必先扪而循之。"王冰注："扪循谓手摸。扪而循之，欲气舒缓。"《针经指南》："循者，凡下针于穴部分经络之处，用手上下循之，使气血往来而已。经云：推之则行，引之则止。"近代赵缉庵《赵氏祖传针灸按摩传真》之循法，以为进针后可用手循按所针之经脉，并识其顺逆迎随，分别补泻。

现代临床用循法，在进针前可以审察经络体征，在进针后则用以激发经气，促使气血运行。循按之法尚可根据经脉气血流注情况施行，分别为补法与泻法。

循按补法：进针后，左手中、食二指夹持针体，手掌平放穴上，右手沿所针之经脉按揉，其方向可顺经而行。如足三阳经从头走足，可由上（头部）向下（足部）循按，渐至针穴而止。

循按泻法：进针后，左手中、食二指夹持针体，手掌平放穴上，右手沿所针之经脉按揉，其方向可逆经而行。如手三阳经从手走头，可由上（头部）向下（手）循按，渐至针穴而止。

虚提七法

补七循环气多虚，微微轻手取轻提，
轻提一补多按战，再用按战气行施。

实提八法

即补七次七循环，取为正气要伸提，
一补即紧为邪气，搜刮泻弹去其非。

虚按九法

补十循十气不来，按按不摩取气开，
三四十人要提按，五十人人针按裁。
男人出血按者少，女人行阴按多循。
记得虚按真奇妙，气上升阳一理回。

实按①十法

针紧不按使气邪，不出针松用按多，
要得气微微加战，实按不逆阴阳和。

【点评】以上4段须一起读。虚提、实提，即将针由深提出至
浅部。虚按、实按，即将针由浅插（按）入至深部。《神书》的提
法、按法单独分列，分为"提提、按按""实提、虚提""虚按、实

---

① 实按：原作"十按"，音误，据文义改。下同。

按"，其法较为复杂，和一般的提插法有所不同。此四法系《宝鉴》虚提、实提、虚按、实按内容的歌诀，其文基本同《神书》卷三的答问一法、二法、三法、四法，可以互参理解。

一般而言，提插法包括上提和下插两个动作，即针体在腧穴空间上下运动。进针后，将针从浅层插至深层，再由深层提到浅层。前者为下插，又谓内、入、按、推；后者为上提，又称外、出、伸、引。下插与上提的幅度、速度相同，用力均匀，不分层操作。如此一上一下均匀地提插动作，是为提插法。

《灵枢·官能》有"伸"和"推"的方法，但尚未述及提插之名。实际上，伸就是提，推就是插。提插法常称为提按法。《神书》此处的提插是针刺过程中具体行针的基本手法，陈会《神应经》用以催气，杨继洲《针灸大成》用以行气，泉石心《金针赋》则将其结合在"龙虎龟凤"四法中。后世在"推而内之是谓补，动而伸之是渭泻"（《难经·七十八难》）的启发下，将提插法应用于针刺补泻，发展为单式补泻手法的一种，并与徐疾、捻转、呼吸、九六补泻等结合，构成烧山火和透天凉等各种复式补泻手法。所以杨继洲《针灸大成》有"治病全在提插"之说。针刺未得气，可用提插、捻转结合，促使气至。单独运用提插手法，则有催气作用。在针刺得气基础上，针体在 1 分左右范围内连续均匀提插，可使针感扩散。故《针灸大成》曰："徐推其针气自往，微引其针气自来。"指提插可以行气，可使针感扩散，甚至循经感传，气至病所。提插亦可配合呼吸，如此则激发经气的作用更加明显。

虚弹十一法

虚人不用虚弹法，若使虚弹阴气松，
虚弹诸病皆无取，急按战战气自通。

实弹十二法

实人气涩用七弹，刮刮搓摩又急弹，
急弹二补买气至，气上气下取调安。

【点评】参卷三答问五法、六法，则易理解。《神书》以为，虚则经气虚，不宜弹；实则经气涩，则可多弹。

弹法，是进针得气后，用手指弹叩针柄以增强针感的辅助手法。本法源于《素问·离合真邪论》"弹而怒之"。其意原来是在进针前弹叩穴位，使气血充盈，脉络怒起，以便进针中的。窦汉卿《针经指南》则引申为弹叩针柄，以"使气疾行"。现代应用多宗后者。本法除留针时使用外，亦有在进针时使用者，即弹针速刺法。即用弹法叩击针尾，可快速进针，减轻进针疼痛，称为弹入速刺法。较多的使用方法，是针刺入穴内，尚未得气时用本法激发经气。如针感仅停留于一处，欲使其传导扩散，可用本法行气，促使针感传导，并控制、调节针感有节奏地传导。

如施行补法留针时应用本法，则可补虚；施行泻法时应用本法，则可泻实。《针经指南》《金针赋》《医学入门》均以弹法为补，《针灸问对》认为"用大指弹之，象左补也；用次指弹之，象右泻也"。笔者认为本法与留针作用相似，有加强补泻的作用。

本法操作时，用力不可过大过猛，宜轻轻弹叩针柄，以免弯针、滞针。本法主要应在留针时用，频率不宜过大，一般用5～10次即可。否则会引起相反作用，使经气散失。

《神书》认为弹法只能施行于实证，不宜用于虚证。即"虚人不用虚弹法，若使虚弹阴气松，虚弹诸病皆无取"。如经气涩滞而实，则用弹针柄法，以促使气至，甚而走行，即"实人气涩用七弹，刮刮搓摩又急弹"，达到"急弹二补买气至，气上气下取调安"的效果。

虚撞搓十三法

虚人有热不须搓，搓搓多热病不和。
冷者多搓数十次，连取急按要搓多。
虚人泻多有法按，冷者搓搓取热摩。
多计二法冷热取，气上气下定无讹。

实撞搓十四法

实人有热少取搓，搓搓有热风病多。
实人有冷搓须到，气自流行病自和。

【点评】此二段宜和卷三答问七法、八法同参之。值得指出，答问是何为虚撞、何为实撞，并无虚撞搓、实撞搓，也无虚搓、实搓。《神书》认为搓法宜于寒证，不宜用于热证。寒证用搓法，可致针下生热，即"实人有冷搓须到"，"冷者多搓数十次"；"虚人有热不须搓，搓搓多热病不和"，"实人有热少取搓，搓搓有热风病多"句的意思。所谓撞搓的撞，应理解为手指接触针柄的第1个动作，第2个动作才是搓。

搓法，是医者持针单向搓转针柄，使肌纤维适度缠绕针体，利用其牵拉作用以激发经气，加强针感与补泻作用的手法。泉石心《金针赋》"搓以去病"为十四字手法之一。杨继洲《针灸大成》又有"指搓"之法，并认为其手法有左补、右泻的区别，可诱导针下寒热感应。现代临床又在搓法基础上分别轻、重，以适应治疗需要。

具体方法是针刺入穴内一定深度，行针得气后，持针柄向一个方向如搓线状地搓转针柄。一般可由食指末节横纹开始，用拇指向前的力量搓转针柄，直至食指端，此为左转补法；如由食指端开始，用拇指向后的力量搓动针柄，至食指末节横纹，则为右转泻法。

在临床上，又可根据刺激强度，分为轻搓法和重搓法两种。轻搓法：针柄搓动180°，缓缓而行，以患者感到针下有柔和针感为宜。重搓法：针柄搓动360°，较快搓动，使患者有明显针感，医者指下有显著阻力为度，3~5次即可。重搓时，医者要用左手将穴位周围皮肤撑展，右手保持针体顺直，要把搓针着力投向针端，以免皮肉缠针而发生疼痛。如皮肉缠针过紧而痛，可将针略微回转，即可解除之。出针时，须待针下松动。一般留针10分钟左右。作用一是守气、催气。如气不至用搓法，可获得针感，有催气作用。如气已至，搓法可使气聚针下而不去，有守气作用。对针感易得者和需用轻刺激的患者，可用轻搓法；对不易获得针感者及需用重刺激的患者，则用重搓法。作用二是行气。即用重搓法后扶持针柄，勿让针体回转，且将针尖略向病所方向倾斜，再轻轻摇针，促使气至病所，有行气作用。搓针用力勿太过，否则易引起滞针而疼痛麻胀。搓针一般按顺时针方向，亦可相反。出针时必须使针体回转，待针下松动后再出针。亦可用摄法解除滞针。

现代名家张缙认为搓法是一个最关键的单式手法，是凉热手法的根基。将针刺入后，向一个方向连续360°转针，如搓线之状即为搓法。操作时必须速刺进针，将针向一个方向搓。实搓与虚搓相结合，能实则实搓，不能实搓则虚搓。实搓是针转360°，虚搓是指搓摩针柄而针体不转，此时仍有一种搓摩针柄的环形力量沿针体传至穴中。用力要均匀。搓法要达到捻之不转，提之不出，插之不入，气满自摇，方为成功。针不是一丝不动，而是可动一丝，绝不可以肌肉缠针。似与《神书》手法有异曲同工之妙。

值得注意的是，搓法为历代医家所重视，如《拦江赋》以本法行气，云："按定气血病人呼，重搓数十把针扶；战提摇起向上使，气自流行病自无。"《针灸大成》有指搓之法："指搓者，凡转针如搓线之状，勿转太紧，随其气而用之。若转太紧，令人肉缠针，则有大痛之患。若气滞涩，即以第六摄法切之，方可施也。"《金针梅花诗钞》搓分补泻之法："搓时，自食指末节横纹至指梢为则，以拇指、食指相合。拇指从食拇横纹搓上，进至指梢，为左，为内，为补；从指梢搓下，退至横纹，为右，为外，为泻。或向内，或向外，向着一个方向搓动，有进而无退也。"

虚捻十五法

虚捻十循气不至，二寸一捻气来迟，
再加三寸加三捻，气不来潮①死不医。

实捻十六法

实捻看针才不紧，下针紧者不用捻，
若还不知又去捻，气猛伤荣卫不和。

【点评】以上二段，说明捻转可促使经气来至。但当针下紧涩时则不能再用捻转，否则会损伤经气，造成营卫气血不和的滞针现象。又，须同参卷三答问九法、十法理解。又，《宝鉴》虚极、实极二段和此段同参之，故录于次。

《宝鉴》虚极："何为虚极？答曰：虚补。循十次，气不来，紧涩，方可用极，五七次，气再不至，不治。"

---

① 潮：原作"湖"，据同治本改。

《宝鉴》实极："何为实极？答曰：实不用极，若极，气益猛，伤荣卫。"

两书比较，可见《神书》此二段是《宝鉴》的歌诀版。又，《宝鉴》无"捻"字，以"极"相代。或用"转"字，可能为避讳之故。

捻即捻转，是针刺手法最基本的动作。捻转法是拇、食二指持针，捻动针体，使针左右均匀旋转的手法。作为一种基本手法，《灵枢·官能》云"切而转之""微旋而徐推之"。其中的旋和转，即指捻转针体的动作。《黄帝内经》中有关捻转针体动作的描述尚无左转、右转的区别。直至金代，窦汉卿《针经指南》才以左转、右转的动作来区别针刺补法和泻法，从而发展为捻转补泻。

捻转除可用以进针外，还可配合提插以催气，配合针向与呼吸行气。作为基本手法的捻转，拇指与食指必须均匀用力，其幅度与频率可因人而异。因其用力均匀，左右交替旋捻，无左转与右转用力之别，故可称为"对称捻转术"。临床应用于进针，一般以轻微、缓慢、幅度小于90°的捻转手法进针。如患者尚未得气，捻转则用以催气。即将针上下均匀地提插，并左右来回地做小幅度的捻转，如此反复多次，可促使针下得气。是目前临床常用的催气法。也可配合呼吸或针刺方向，往往可促使针感进一步循针尖方向扩散，甚至达到"气至病所"的效果。当将出针时，用力持针向一个方向捻针，然后迅速出针，可使针感保留。针感保留的强弱程度及时间长短与用力大小和捻转幅度有关。如将出针时，针感过强，患者难以忍受，医者可用极轻微的指力持针，均匀反复捻转针体，针感即可迅速减轻或消失。

在应用时，捻转幅度一般掌握在180°左右，最大限度也应控制在360°以内。具体情况须根据治疗目的、患者体质及耐受度而定。捻转时切忌单向连续转动，否则针体容易牵缠肌纤维而使患者感到局部疼痛，并造成出针时困难。捻转手法应轻快自然，有连续交替性，不要在左转与右转之间有停顿。

《针灸大成》："凡下针之际，治上大指向外捻，治下大指向内捻。外捻者，令气向上而治病；内捻者，令气向下而治病。如出至人部，内捻者为之补，转针头向病所，令取真气以至病所；如出至人部，外捻者为之泻，转针头向病所，令挟邪气退至针下出也。"即是促使气行上下和补泻之法。

《金针梅花诗钞》："下针得气或不得气时，均可将针不进不退，有进有退，反复来回搓动。以拇、食指夹持针柄，拇指与食指交互前进与后退。前进时，以拇指尖至拇指横纹为准；后退时，自食指尖至食指横纹为准。"提示其法的操作要点。

加进十七法

气来加进三分去，血气流行取战功，
虚人留一三寸二，气血停呼时刻通。

加退十八法

急按退退取三分，急提五分进三分，
血来退出五分至，补弹三次血自行。

【点评】同参卷三"男女针法加进答问十三法""男女针法加退答问十四法"。

穴分三部，进法用于病者虚，针进二部（寸），待气至后，再将针进至三部（寸）。退法用于病者实，急按插至三部，血来则退提出五分。所谓气分加进，血来加退，可理解为虚证用进法而补，实证用退法而泻。

又，《宝鉴》加进法："何为进？答曰：气来加进。毫针有三寸，针入二寸，留一寸，气来足了。若病者虚，再加进一寸。共进三寸，方可停呼。"加退法："何为加退？答曰：血进三分，即退五分。气来加进，血来加退。"

两书比较，可见《神书》此二段是《宝鉴》的歌诀版。

顺摇十九法

顺摇顺经摇，气涩方用摇，
吐法多用便，闲法不可摇。

横摇二十法

横摇逆经络，吐法要逆阳，
闲法不可用，取者阳不良。

【**点评**】同参卷三"男女针法顺逆答问十五法""男女针法横逆答问十六法"。《神书》把本法分顺摇、横摇，顺经、逆经，无非是顺时针、逆时针进行摇针。又，《神书》常用摇法取吐，并可参卷一52、54、61、62，63、73、74等法内容。

摇法是出针时用手持针，摇动针体的辅助手法。《灵枢·官能》云："遥大其穴，气出乃疾。"遥，即摇动针体，是泻邪气之法。窦汉卿《针经指南》云："摇者，凡泻时，欲出针时必须动摇而后出。"杨继洲《针灸大成·三衢杨氏补泻·十二字分次第手法及歌》中即有"针摇"的方法。用拇、食两指持针柄，向上下左右摇动针体，使针孔扩大。边摇针，边退针，由深层至浅层，然后迅速出针。临床应用，其一，泻实清热。出针时摇大针孔，针出后感觉仍存，有泻实清热的作用，可用于实证、热证。常与开阖泻法同用。其二，行气止痛。本法结合捻转、提插，可使针感扩散，加强针感，通关过节，尤其适于风湿痹证。再者，摇法行气是白虎摇头法的组成部分。本法一般不宜于虚证、寒证和久病体弱者。

《金针赋》："摇而退之，出针之法……况夫出针之法……出针豆许，摇而停之"。是出针时用。

《医学入门》："摇而出之，外引其门，以闭其神。摇针退也，以两指拿针尾，向上下左右各摇五七下，提二七下，能散诸风。"即指退针时用摇法以散邪。

《针灸大成·三衢杨氏补泻》："凡出针三部，欲泻之际，每一部摇一次，计六摇而已。以指捻针，如扶人头摇之状，庶使孔穴开大也。"

《医宗金鉴·刺灸心法要诀》："摇针三部皆六摇，依次推排在指梢。孔穴大开无窒凝，邪气退除病自消。摇者，如出针三部欲泻之际，每一部摇二三摇，多者不过六摇而已。以指捻针，如扶人头摇之之状，使孔穴开大，无有窒凝，庶邪气退除而病愈矣。"即可配合分层退针操作，三部退针，每部摇动针体 6 次。一般摇针 5~7 下即可。

阴阳手诀二十一法

从来升阴要升阳，血气调匀仔细详，
若是升阴阳日旺，升阳阴日血荣昌。
阳经阳日左旋转，阴日阴行脏腑康，
阴日多使升阳法，阳日升阴百病良。

【点评】根据阳日、阴日，阴日用升阳，阳日用升阴。和《宝鉴》不同。《宝鉴》阴阳手法："从来升阴要升阳，血气调匀仔细详，若是升阳阴日旺，升阳阴日血荣昌。阳经日阴左旋转，阴日阳行脏腑康，阳日阴多升阳法，阳日升阴百病良。"两书比较，应从《神书》。

手指提按二十二法

提提阳经多用提，阴经多按血匀余。

虚人提处加用按，按虚加循气来宜。

阳经提起皮一寸，气候阳经是不虚。

阴日多使升阳法，阳日升阴百病除。

【点评】《宝鉴》手指提按法："提提阳经多用提，阴经多按血匀余。虚人提处加用按，按虚加循气未除。阳经提起皮一寸，气候阳经实不虚。阴经按动加龙尾，血气调匀病自除。"两书有所不同，特别是最后二句。《神书》"阴日多使升阳法，阳日升阴百病除"二句应是"阴阳手诀二十一法"之衍文。而《宝鉴》"阴经按动加龙尾，血气调匀病自除"是一个完整的手法操作过程，应可从之。所谓龙尾，应作"青龙摆尾"。如此，最后4句，前二句是讲阳经，后二句是讲阴经，叙述内容得以完整。其法是阳经以提法为主，慢提急按；阴经以按法为主，慢按急提。虚人提后必须加慢按，并配用循法，促使经气来至。阳经慢提针至皮下，以候气来至，是经气不虚者。阴经在慢按后，加用青龙摆尾手法，从而促使气血调和，病证自除。

刮战手指二十三法

阳经刮战取上刮，下刮阴经血自行，

重阳七刮战四五，阴经重战七刮轻。

阴经若使上刮去，还将邪气逆相冲，

刮战阴经同一法^①，通行气血自调匀。

【点评】此段以刮、战二法兼用，称为刮战。《宝鉴》刮战手法："阳经刮战取上灵，刮下阴经病自行，重阳七刮战四五，阴经重战七刮轻。阴经若使上刮去，邪气通行满又生，刮战阳经同一法，通行气血自调匀。"两书有所不同。本段之意：阳经用上刮法宜重，并配合四五次战法；阴经用下刮法宜轻，并配合重战七次。阴经不可用上刮法，否则病邪相冲逆乱；阳经刮战兼用，气血通行而调匀。又，可同参卷三"男女针法战法答问十一法""男女针法刮法答问十二法"。

战，同颤，即震颤术。颤法是在进针后以小幅度、高频率捻转提插催气、行气的辅助手法。本法出自明代陈会《神应经》，主要用于催气。承淡安震颤术在针刺后行轻微的上下震颤，即源于本法。现代临床用滞针术，可将刮法、震颤术结合应用，从而形成不同的操作术式。

在临床上，刮法是用指甲刮爬针柄，以激发经气的辅助手法，源于《素问·离合真邪论》"抓而下之"。姚止庵注解："以爪甲刮针也。"《医学入门》始立刮法之名。临床既可用单手刮针法，也可用双手刮针法。临床应用刮法，主要用以激发经气，促使针下得气；如得气，则可用以加强针感，有行气作用。本法常能产生明显针感，其循经感传效应往往不亚于捻转法，且无疼痛不适。患者常有舒适感。再者，可取热取凉，如向下用力刮是在酸感基础上取热的一个变法，向上轻刮是在麻感基础上取凉的一个变法。上刮为补，用指甲在针柄上由下向上刮；下刮是泻，用指甲在针柄上由上向下刮。

---

① 刮战阴经同一法：据《宝鉴》，当改作"刮战阳经同一法"。

刮法要求手指关节灵活，用力均匀柔和。刮针柄时，指甲宜修剪平齐，使之圆润光滑。

《医学入门》："将大指爪从针尾刮到针腰，此刮法也。能移不忍痛，可散积年风……又云：病在上刮向上，病在下刮向下。有挛急者，频宜刮切。"

《金针梅花诗钞》："用食、中二指抵针身，拇指爪甲频频搔刮针柄，使针身微颤动，也有激发经气作用。向上刮则使气外出而泻，向下刮则使气入内为补"。

可相互参之。

子母指诀二十四法

子母补泻提按搓，高底①刮战两家和，
左行一补右一泻，上刮下战要搓摩。
再加搜搜一二转，腹里盘盘取响声，
三九提搓有余用，调匀血气热中搓。

【点评】《宝鉴》子母指法："子母补泻深提按，高低战刮两家和，右经一补右一泻，下刮下战要搓摩。再加搜搜一二转，腹里盘盘不用多，三九提搓有余用，调中血热气中和。"两书相互比较，宜从《神书》。

本段之意，以刮战等手法讨论上下高低针穴的不同操作过程。一般而言，子母补泻是指补母泻子，故有母经穴、子经穴，要求深层提按（插），即穴分3层进行提按（插）。"左行一补"是指补母，"右行一泻"是指泻子。上部（层）穴以刮，下部（层）穴以战，并配以搓摩手法。四肢穴可用搜法加强针感，腹部穴则以

---

① 底：据文义，当从《宝鉴》改作"低"，始通。

少量盘法。三九指天气寒冷，须加提搓手法，用于寒证，如此则可调匀血气，取得穴下热感。

定呼吸度数二十五法

二十人候三十度①，只补三遭有七循。
四五十人四十度，五补十循气虚仍。
六七十人三十五，四补老阳用七勤。
男妇呼吸已分定，气候虚实见其真。

【点评】以患者年岁定呼吸度数。一呼一吸为一度。《宝鉴》定呼吸度数法："三十人候度三十，只补三遭有七循。四五十人四十度，五补十循气虚仍。六十七人三十五，四补老阳用七循。男妇呼吸已分定，气候虚实见其真。"两书基本相同。如三十岁呼吸30度，补3次，用7次循法；四五十岁呼吸40度，补5次，用10次循法；六七十岁呼吸35度，补4次，用7次循法。此法不可拘泥，似嫌刻板，下段亦然。

室女呼吸二十六法

二十呼吸二十人，一补三循气均匀，
若是三补循十次，女人颜貌妇人身。

【点评】《宝鉴》室女呼吸法："二十呼吸二十人，一补三循气均匀，若是三补循十次，女人颜貌妇人身。"两书完全相同。

---

① 二十人候三十度：据《宝鉴》，当改作"三十人候度三十"。

虚实摄手指诀二十七法

虚气行行不用折①，摄来真气各相离。
实气伸提多摄摄，气自流行理宜合。

【点评】本段言指摄法。经气虚时可不用摄法，经气实时则宜多用摄法。《宝鉴》虚实摄法："虚气欲行不用摄，摄来真气各相离。实气伸提多摄摄，气自流行理合宜。"两书基本相同。

摄法，是医者用手指指甲（指尖）在针刺穴位所属经脉上下按切的辅助手法。在进针后，摄法常与循法同用，以激发经气，促使气血运行。摄法源于《素问·离合真邪论》"切而散之"。窦汉卿《针经指南》首列摄法，云："摄者，下针如气涩滞，随经络上下用大指甲上下切，其气血自得通也。"《针灸大成》："爪摄者，凡下针，如针下邪气滞涩不行者，随经络上下用大指爪甲切之，其气自通也。"临床上，切法与摄法虽同是用指甲按切，但其临床意义有所不同。切法用于进针前，以指甲在穴位周围按切，固定穴位，宣散气血，减轻进针疼痛。摄法则用于进针后，以指甲在针穴所在经脉上下按切，促使经气流行，加强针感。以拇指、食指、中指指甲在针穴所在经脉上下，按其循行路线切压片刻；亦可在同一经脉的邻近穴位上，以指尖按切之。临床应用，一是行气，针刺后如感应不显，以指甲沿经按切（摄），可促使气血运行，加强针感。二是解除滞针，滞针后在针穴上下切摄，可使局部肌肉松弛，从而解除滞针。其注意事项：一是摄切时用力宜均匀柔和，沿经脉路线，由针穴向

---

① 虚气行行不用折：据《宝鉴》，当改作"虚气欲行不用摄"。

上或向下施术。二是摄法可与循法同用，《金针赋》有"循而摄之，行气之法"的明训。循法和摄法同在进针后施用，但前者的目的是使气行加速，血脉和通，所以手法较轻，是一种补的作用；后者目的是迫使气血宣散，邪气疏泄，所以手法较重，属于泻法的范围。

买气至浮沉二十八法

气浮皮起急升阳，有浮有滑气下良。
有浮里涩取弹法，弹者祛涩出邪殃。

【点评】《宝鉴》买气止至浮沉法："气浮皮起急升阳，有浮有滑气下良。针有浮沉涩取弹，法怯涩去出邪殃。"两书有所不同，可从《神书》。买气至浮沉，经相应手法，气至浮滑流畅则为谷气，若气至不畅而涩则是邪气，当用弹法祛邪。

气滑二十九法

气滑升阳要升阴，按提搓战按如神。
针滑伸者七八次，须气多来气不匀。

【点评】气滑以按提为主，操作慢按紧提，之后可多用补法。《宝鉴》气滑法："气滑升阳要升阴，按提得法效如神。针滑补者七八次，须气多来气不匀。"两书比较，以《宝鉴》义胜。

气涩三十法

气上法度已使了，使气不行涩在针，

急弹十数①刮十次，针中涩气自通行。

【点评】气不行而涩滞，须急弹针柄，并多次刮之，如此则经气自然通行而涩滞全消。《宝鉴》气涩法："气上法度已使了，使气不行涩在针，急弹十数刮十数，针中涩气自通行。"两书基本相同。

气紧三十一法

气紧一补是为邪，多刮搜搜去紧切，
若是刮搜紧不除，无病莫使气行彻。

【点评】气紧多邪，应多以刮、搜之法。《宝鉴》气紧法："气急一补是为邪，多刮搜搜去紧切，若使刮搜紧不除，无病莫使气行微。"两书比较，以《宝鉴》义胜。

气微三十二法

气微细又在针中，外松内紧是此微②，
若是急微急战按，战按气来方便移。

【点评】《宝鉴》气细微法："气细微微在针中，外松内紧是此徵，若是急细急战按，按气将来方使行。"互参之，以《宝鉴》义胜。经气细微而虚，征见外松内紧，可急以战、按手法，促使气至而行。

以上二十八法至三十二法，是气至浮、沉、滑、涩、紧、微的相应手法动作，可参考卷一"千金不传之秘十四"内容，综合理解分析。

---

① 十数：原作"数十"，据《宝鉴》改。
② 外松内紧是此微：据《宝鉴》，当作"外松内紧是此徵"。微，乃"徵"之形误。

买气三十三法

方循七七气，伸提转转如，
战按三五次，摄动气来麻。

【点评】《宝鉴》买气法："方循七七气，伸提转转加，战按三五次，摄动气未加。"两书有所不同，互参之，以《神书》义胜。所谓买气，今作行气，是促使经气上下循经之法。其法先循7次，再以伸提、捻转，然后用战法、按插，最后可以摄、动等，使气来如麻。

转针三十四法

气上升阳按几回，半升半上气宜开，
肥人要使转针法，邪气频除风不来。

【点评】《宝鉴》转针法："气上升阳按几回，半升半上气宜开，肥人要工转针法，邪气频除风不来"。两书文字基本相同。《宝鉴》有一点值得注意，全书无"捻"字，"虚捻"作"虚极"，"实捻"作"实极"。这里的"转针法"，应是捻转针法。重点是后二句，肥人多风痰，以捻转为主，可除风痰病邪。

调匀手指诀三十五法

刮刮按按补七次，搜搜摩摩又搓摩。
用加搜搜数十次，诸病调匀气血和。

【点评】《宝鉴》调匀法："刮刮按按补七次，搜搜摩摩又搓摩。再加搜搜数十次，诸病调匀气血和。"两书文字基本相同。说的是诸病气血不和的调气法，要以刮、按、搜、摩、搓为法，因人而施。

男人针自出八分三十六法

男人针出有神明，急按搓搓用意精，
二次再提皮上起，坐观病者得安宁。

【点评】《宝鉴》针自出八分法："男人针出有神明，急按搓搓用意精，二次在提皮即起，坐观病者得安宁。"两书基本相同。

妇人针自出三十七法

妇人针出见虚实，血少阳多血不行，
三补要加急搓按，遂令病者见全生。

【点评】《宝鉴》妇人针自出法："妇人针出见虚实，血少阳多血不行，三补要加急搓按，遂令病者渐全生。"两书基本相同。

以上两段是男、女患者的出针须知和相应手法。

四季用艾三十八法

春艾二分夏四五，秋五加六待冬来，
冬至一阳四五火，三阳三分四五开。

头上有病足下针三十九法

下部升阳二气上①，再用升阳到上方，
急取气上停呼法，搓搓刮提去催阳。
再用停呼十三次，气下升阳战战忙，
急搓按按气下战，头上诸病自然康。

【点评】《宝鉴》头上痛足下针："下部升阳二气上，再用升阳到上方，急取气停呼吸法，搓搓刮提去催阳。再用停呼三十次，气下升阳战战忙，急搓按按气下战，头上诸病自然康。"两书比较，以《宝鉴》义胜。头部有病取足部穴针刺，以升阳、气上法为主，并配合呼吸及搓、刮、战、提等。

头上使气四十法

头上之病先用搓，搓搓数次取热和，
后用升阴一二次，再用气下要搓摩。
多②取停呼数十次，后取升阳再加搓。
不问男女一般使，复用升阴气下多。

【点评】《宝鉴》头上使气法："头上之病先用搓，搓搓数次取热和，后用升阴一二次，再用气下按搓摩。先取停呼数十次，后取升阳在加搓。不问男妇一般使，复用升阳气下多。"两书基本相同。头部有病若取头部穴，先用搓法数次取热，再以升阴、气

---

① 下部升阳二气上：据医理，当作"下部升阳而气上"理解，方通。即足下穴以升阳法，促使气上，以治头部病。
② 多：据《宝鉴》，当改作"先"。

下，并可配合相应呼吸。

可与"头上有病足下针三十九法""头上有病下部取四十二法"同参之。

上部有汗四十一法

上部有汗①不升阳，直用升阳到上方，
下部连连下升取，上部汗出要升阳。
若还下部要取汗，急用搓搓三补弹，
连用升阳加搓法，上下气流病自安。

【点评】《宝鉴》上部有汗法："上部有汗下升阳，真用升阳到在方，下部连连下升取，上部汗出要升阳。若还下部要升汗，急急搓搓三补弹，连用升阳加搓法，上下气会病自安。"两书有所不同，以《神书》义胜。

头上有病下部取四十二法

下部②升阳用阳穴，加搓数次到头多，
复次升阴二三次，再用升阳气上搓。
不是实人绝莫取，虚人要取汗自行，
不虚不实要取下，多用升阳升阴明。

【点评】《宝鉴》头有病下部取法："下部升阳用阳穴，加搓数次到头多，复刺升阴二三次，再加升阳气上搓，不是实人绝莫取，虚人自取汗自行，不实不虚要取下，多要升阳升阴明。"两书

---

① 上部有汗：原作"上部有病"，据原书目录改。
② 部：原作"节"，据本法标题"头上有病下部取"改。

文字基本相同，可互参之。此段重在虚实辨证，强调此法宜用于实人，所谓"不是实人绝莫取，虚人自取汗自行"。当与上文"头上有病足下针三十九法"互参之。

男人午前升阳四十三法

午前气上要升阳，左战升阳搓战精，
实人多提八分妙，虚人急按要分明。

【点评】《宝鉴》男人午时升阳取气："午前气上要升阳，右战升阳搓战良，精实人提八分妙，虚人急按要分明"。两书基本相同。

妇人午前取气①四十四法

妇人午前要升阴，急用升阴气上寻，
微提急按搓战法，气上升阳用调针。

【点评】《宝鉴》妇人午前取气法与此完全相同。

男子午后买气四十五法

午后升阳要搓搓，气下搓搓取热和，
伸提急用气下法，再取升阴血气过。

【点评】《宝鉴》男子午后买气法："午后升阳要搓搓，气下搓搓取热和，伸提急用气下法，再取升阴气血过"。两书基本相同。

---

① 气：原脱，据原书目录补。

妇人午后取气四十六法

妇人午后要气上，升阴右转取按摩，

再取急按伸提战，左转三遭见调和。

【点评】《宝鉴》妇人午后法文字与此同。

手法操作根据男女性别、午前午后而施，是明代以后医家如李梴等的做法。临床过于繁琐，不必从之。

又，《针灸原枢》"午前法歌"（应题为"补法歌"）、"又歌"（应题为"泻法歌"）、"又补泻量宜多少歌"、"男子午前补泻法"和"男子午后补泻法"5首歌诀从标题命名方式到歌诀内容均有相同风格，且与《神书》有相似特征，两者应有密切关系。查《神书》中与此5首歌诀内容相关的有"阴阳手诀二十一法""男人午前升阳四十三法""妇人午前取气四十四法""男子午后买气四十五法""妇人午后取气四十六法""男女阴阳补泻二百二十三法""男女阴阳补泻二百八十一法"。或者《针灸原枢》这5首歌诀正可补本书所缺之法。

立冬针刺四十七法

立冬多冷人针刺，急用升阳①一二遭，

多取搓搓有内热，阳气开通气自交。

【点评】《宝鉴》："立冬多冷气难调，急用升阳一二遭，多取搓搓有内热，阳自开通气自交"。两书基本相同，均以升阳用搓

---

① 升阳：原作"升阴"，据文义改。

法，使针下有热感，从而开通阳气，可用于寒天、寒证。

风雨针刺四十八法

风雨针刺要搓搓，急用搓搓阳气多，
多搓不禁风雨冷，阳气施行病自和。

【点评】《宝鉴》："风雨刺针要搓搓，急用搓搓阳气多，多搓不禁风雨冷，阳气施行病自和"。二书同。本段与"立冬针刺四十七法"可互参，均以搓法振奋阳气。

日晚急病针刺四十九法

日晚针刺二①升阳，升阳三次气上安，
晚间诸病莫取血，病弱阳强病愈难。

【点评】《宝鉴》日晚急病针刺法："日晚针刺二升阳，升阳三次气上安，晚间诸穴莫取血，血弱阳强病愈难。"此段与本书同。

半身取汗五十法

左边要汗急升阳，再取升阳按吉祥。
右边无汗升阳法，后用此法停呼良。
停呼三十左急搓，右边无汗取按方，
左边微用气下法，右边按按出针详。

【点评】《宝鉴》："左边要汗急升阳，再取升阳按吉祥。左边

---

① 二：据文义当改作"而"，音误也。

无汗升阴法，后用此汗停呼良，停呼三十左急搓，右边无汗取按方，左边无用气下法，右边汗出出针祥。"两者有所不同。

伤寒汗五十一法①

伤寒数日不出汗，热者升阴后升阳，
再加搓搓数十次，摄提汗出遍身凉。
身凉此法汗不止，连搓急按停呼长，
再须急按一二次，汗自干时病自康。

【点评】伤寒发汗法以搓法为主。

《宝鉴》伤寒汗法："伤寒数日不出汗，热者升阴后升阳，再加搓搓数十次，摄是汗出遍身凉。身凉此法汗不止，连搓急按停呼良，再次急按一二次，汗自干时病自康。"与本书基本相同。

《医学入门》汗法："汗，针合谷，入针二分，带补行九九之数，搓数十次，男左搓，女右搓，得汗行泻法，汗止身温方可出针。如汗不止，针阴市，补合谷。"也以搓法为主。

伤寒吐五十二法

伤寒吐法升阳起，后用升阳一气随，
再取气下加搓法，横顺摇来吐即宜。
后取升阳一气上，横摇急吐用伸提，
伸提七次吐七日，出针调匀法可极。

【点评】伤寒涌吐法，以摇法为主。

---

① 伤寒汗五十一法：原作"伤寒无汗五十一法"，"无"字衍，据"伤寒吐五十二法""伤寒下五十三法"之例删。

《宝鉴》伤寒吐法："伤寒吐法升阳后，加用升阳一气随，再取气下加搓法，横顺摇来吐即宜。后取升阳一气上，横摇急吐用伸提，伸提七次吐七日，出针调匀法可施。"与本书基本相同。

《医学入门》吐法："针内关，入针三分，先补六次、泻三次，行子午捣臼法三次，多提气上行，又推战一次，病人多呼几次即吐。如吐不止，补九阳数，调匀呼吸三十六度。吐止，徐徐出针，急扪其穴。如吐不止，补足三里。"与本书此法有所不同。

伤寒下五十三法

搓搓数十要升阳，连取气上搓摄忙。
再取气上摄提起，腹中自响数声即①。
腹中不响取热法，气下一次升阴当，
急用升阴一二次，连下三遭利数行。

【点评】《宝鉴》伤寒下法："搓搓数十要升阳，连取气上搓摄忙。再取气上摄提起，腹中自响数声琅。腹中不响取热法，气下一次升阴当，急用升阴一二次，连下三遭利数行"。与本书基本相同。

《医学入门》有下法："下，针三阴交入三分，男左女右，以针盘旋，右转六阴数毕，用口鼻闭气，吞鼓腹中，将针插一下，其人即泄，鼻吸手泻三十六遍，方开口鼻之气，插针即泄。如泄不止，刺合谷行九阳数"。与本书此法有所不同。

---

① 即：当从《宝鉴》改作"琅"，以示腹中肠鸣之声响。

伤寒汗吐下加五十四法

汗不出时加升阳，急取搓搓摄提详。

吐法不吐加横逆，再加横摇又顺阳。

下法不下加摄提，即用升阴气不忙。

三法加法此已定，出针调匀二次良。

【点评】如上述伤寒汗、吐、下法不应时，还可加用本法。如汗不出加升阳，不吐加横摇，不下加升阴摄提之法等。

《宝鉴》伤寒汗吐下加法："汗不出时加升阳，急取搓搓摄提祥。吐法不吐加横逆，再加摇横又顺阳。下法不下加摄提，即用升阴去下忙。三法加法此已定，出针调匀二三次。"与本书基本相同。

伤寒不传五十五法

升阳即使气上法，按搓停呼用战功，

搓摄再加气上法，升阴二次胀即行。

顺摇多弹二三次，将针起出二分停，

再将微搓升阳法，连连升阴利即顷。

【点评】《宝鉴》不传下法："升阳即使气上法，按搓停呼同战情，搓摄再加气上法，升阴二次胀即行。顺摇多弹二三次，将针起出二分停，再将微搓升阳法，连连升阴利即顷。"与本书基本相同。又，"伤寒不传五十五法"之目，当从《宝鉴》改作"伤寒不传下五十五法"。

伤寒不出汗加五十六法

气上升阳一二次，搓搓按按气通畅，
搓搓升提汗微有，伸提汗出更升阳。
再将升提提不起，汗出满身不用详，
若要汗干急按下，气行再按泻无妨。

【点评】《宝鉴》汗不出加法："气上升阳一二次，搓搓按按气通畅，搓搓升提汗微有，伸提汗出即升阳。再将升提提不起，汗出满身不用详，若要汗干急按下，气行再按泻无妨"。与本书基本相同。

伤寒不传汗五十七法

升阳搓搓搜升阳，升阳气上搓助阳，
伸提汗出微微有，再用升阳搓更良。
忙忙伸提提皮起，搓搓摄提汗流浆，
再加搓补汗如水，汗要干时升阴当。

【点评】《宝鉴》不传汗法："升阳搓搓搜升阳，升阳气上搓助阳，伸提汗出微微有，再用升阳搓更良。忙忙伸提提皮起，搓搓摄提汗流浆，再加搓补汗如水，汗要干时升阴当。"与本书同。

伤寒急取汗五十八法

搓搓数十急升阳，急按伸提搓摄方，
再加提搓五七次，汗出三补遍身凉。

又搓战按伸摄起，微微汗出复升阳，

再取停呼三十度，连用升阴法最良。

【点评】以上3段，均是伤寒发汗法，均以搓法为主。

伤寒升阳五十九法

升阳即使搓数遭，搓加循理数回饶，

急提三次须加补，加用伸提阳自交。

伤寒升阴六十法

升阴即按要加伸，提连搓搓急按之，

更使针头频下战，搓摩泻使即如飞。

伤寒不吐加六十一法

升阳加搓顺摇七，搓搓横摇逆阳和，

又取气上须泻四，伸提皮起七分过。

若是吐多升阳上，气上升阳吐即多，

复取气下要横逆，不吐即按取搓摩。

要提七次吐七口，诸病调匀脾胃和。

【点评】《宝鉴》不吐加法："升阳加搓顺摇七，搓搓横摇升阳利，又取气上须泻四，伸提皮起七分过。若是吐多升阳止，气上升阳吐即多，复取气下要横逆，不吐即按取摩搓。"两书比较，《宝鉴》无《神书》最后二句。

伤寒不吐六十二法

顺摇数十要伸停，横摇七次把针扶，

再加搓搓升阳法，急补横摇吐即除。

若取伸提横摇七，再取升伸提气吐，

若要吐七提七次，方知吐下升阴数。

伤寒不传吐①加六十三法

顺摇升阳要加搓，加摇顺摇取热和，

再加气下伸提法，伸提试出嚷即多。

若是脑热不能吐，复加数遭升阳补，

再取气上升阳法，急出针兮数口吐。

【点评】以上3段，均是伤寒吐法，均以摇法为主。

伤寒发热病六十四法

伤寒发热要汗法，四关出内定吉凶，

热多不解要出血，四穴多弹取血功。

取血停呼真奇妙，后用关中要升阳，

升阳多取按提法，伤寒热病自消凉。

【点评】《宝鉴》伤寒发热法："伤寒发热要汗法，四关出内定吉凶，热多不解要出血，四穴多弹取血停。呼真奇妙妙难当，后

---

① 吐：原脱，据下文义补。如此和"伤寒不传汗五十七法"相对应。

用关中要升阳，升阳多取提按法，伤寒热病自然凉。"两书文字有所不同。伤寒发热，以汗法为主。邪在太阳，发热无汗者，热多不解，则取四关合谷、太冲，弹针出血，祛邪泄热。然后四关用升阳法，多取提按(插)，发热自退。

伤寒男子阴证十指青六十五法

男子阴证十指青，阑门双盘取热循，
丹田一穴圆盘取，三穴停呼搓热纯，
再取三里升阳二，阑门丹田盘摄匀，
任是疼痛无不止，急用调汗出汗频。

　　【点评】男子阴寒见手指青紫、腹部冷痛，取腹部穴左右阑门二穴、丹田(气海)一穴，均用盘法。然后再用足三里穴，以升阳法取效。

伤寒妇人十指冷口唇紫色六十六法

妇人阴证十指冷，中极阑门灸针宁，
二穴急搓圆盘法，盘人阳和热在蒸。
复上此穴升阳摄，三里升阴①在意精，
冉用三里升阳法，停呼内热病安平。

伤寒气上虚诀六十七法

虚人不循补七次，半提穴起向上行，

---

① 升阴：据下文，当作"升阳"。

微刮七遭加搓战，战用重按法针明。

【点评】《宝鉴》气上虚法："虚人不循补七次，半提穴起向上行，微刮七遭加搓战，战用重按法针明"。与本书文字同。

伤寒气上实诀六十八法

补三次法提不起，伸提用循刮战功，
再取针来向上摄，气自流行病不攻。

【点评】《宝鉴》气上实法："补二次法提不起，伸提用循刮战功，再取针来向提摄，气自流行病不攻"。文字与本书基本相同。

伤寒不传气上①六十九法

升阳二遭用气上，再用气上要搓摩，
升起即用升阳法，问病有热停呼呵。
再取升阳一二次，摇摇左转七循多，
气下即响升阳法，连提战按响声和。

【点评】《宝鉴》不传下气法："升阳二次用气多，再用气上用搓摩，升提即用升阳法，病有虚实停呼呵，再用加阳一二次，摇摇左转七循环，气下即转升阳法，连提声响转按和。"两书意思相同，但文字有异。

---

① 上：原脱，据下文补。

伤寒不传①气下加七十法

搓搓气上要升阳，急用升阴气下良，
再取升提搓复起，停停胀满自然康。
顺摇弹搓复加战，气上升阴②提自张，
再使升提提不出，升阴连下即安康。

伤寒小儿汗七十一法

气上一遭搓五次，七补加搓三补齐，
要搓伸提阳在外，循循无汗呼吸之。

　　【点评】《宝鉴》小儿汗法："气上一遭搓五次，七补加搓三补齐，
重搓伸提阳真外，循循无汗呼吸之"。与本书基本同，互参之。

伤寒小儿汗不出加七十二③法

搓搓数十有余遭，热来加搓阳气调，
伸提汗出左右摄，诸经汗出病源消。

　　【点评】汗法以搓为主，可同参伤寒无汗五十一法、伤寒不出
汗加五十六法、伤寒不传汗五十七法、伤寒急取汗五十八法。
　　又，《宝鉴》小儿汗不出加法："搓搓数十有余遭，热甚加搓
阳气调，伸提汗出左右摄，诸经汗出病源消。"文义与本书相同。

---

① 不传：原脱，据上文六十九法标题及下文文义补。
② 气上升阴：据《宝鉴》，当作"气上升阳"。
③ 七十二：原脱，据同治本补。

伤寒小儿吐七十三法

手取顺摇十一七，气上一次便横阴，

循是摇摇真要吐，再①加摄按停呼冷。

【点评】《宝鉴》小儿吐法："手取顺摇一十七，气上一次便横阴，循循摇摇真要吐，在家摄按停呼吸。"与本书基本同。

伤寒小儿吐加七十四法

气下一次要横逆，错乱循环用七遭，

再用气上提战法，连吐七口见功高。

【点评】《宝鉴》小儿不吐加法："气下一次要横逆，错语循环要七次，再用气上同战汗，连吐七口要功高。"

以上均说明，吐法以摇法为主。

---

① 再：原作"在"，据文义改。

卷二 琼瑶神书地部^①

心风病七十五法

劳宫二穴治心风，提按加补弹数匀，
心胸大陵升阳法，急取升阴提摄平。
三里微用气上取，连用搜刮指下明，
再用寸关摄下法，调匀血气出针宁。

【点评】《宝鉴》心风病法："劳宫二穴治心风手掌中，提按加补弹数匀，心胸大陵升阳法掌后横纹两筋间，急取升阴提摄平。三里微用气上取，连用搜刮指下明，再用寸关摄下法在手寸脉中，调匀血气出针明。"由此可知，所谓寸关，即寸口脉处。并参"神不守舍心风旺说不定七十六法"。心风，取劳宫提按以补，大陵升阳，足三里气上，寸关脉摄法，以调心神气血而效。

神不守舍心风旺说不定七十六法^②

神不守舍刺心经，内关包络气上循，
心经多取神门上，三里照海下法存，

---

① 卷二琼瑶神书地部：此目，同治本原在"男子筋骨疼痛七十八法"正文以上。今据病症于法治疗处方，移至"心风病七｜五法"以上，以便全书内容规范。新编目录同移。

② 神不守舍心风旺说不定七十六法：原为七十七法，因和七十五法同是心风病的针刺治疗，故上移为七十六法。原书"中风不语七十六法"亦依序改为七十七法。

并取肝①经太冲穴，外关二穴气上扪，

一七多灸心肝俞，四穴提刮一理论。

【点评】以上二段均述心风，可互参。心风，癫疾，神不守舍，善惊吓。穴取劳宫、大陵、神门、内关、足三里、太冲、外关等，总以心经、心包经穴为主。

中风不语七十七法

中风不语刺心经，四关四穴见浮沉，

次日涌泉如捻去，肺经穴上鱼际针，

针刺此穴声音出，三里升阳气下②寻，

太冲二穴取血出，气血通畅免劳心。

【点评】心经取神门，以七十六法"心经多取神门上"，并取涌泉、鱼际，后再取太冲出血，足三里升阳气上。同参"男女中风不语一百五十八法""治中风不语二百四十五法"。

男子筋骨疼痛七十八法

男子筋骨多疼痛，先取汗法要升阳，

升阳已了停呼足，多要补七在搓方。

搓摩在取气上法，后在升阳一理强，

再加刮战三按补，连后出针病自康③。

---

① 肝：原作"胆"，据文理改。
② 气下：据医理，当作"气上"。如此气上、升阳连用，义畅。
③ 连后出针病自康：据《宝鉴》，当改作"速用针出病自康"，义胜。

【点评】《宝鉴》："男子筋骨多疼痛，先取汗法要升阳，阳已了停呼吸足，多要补七在搓方，搓摩在取气上法，后再阳升一理强，再加刮战三按补，速用针出病自康。"与本书基本相同。

妇人筋骨疼痛七十九法

妇人筋骨有多般，先取升阴气上冲①，
停呼三十有余度，再取汗法血气通，
汗出补三泻四五，针出伸提有大功，
再加搓提阳出外，骨中邪气自然空。

【点评】本方无穴，可参"妇人脚下筋骨疼痛八十八法"。又，《宝鉴》："妇人筋骨多疼痛，先取升阳气上冲，停三十有余中度，再取汗法血气通，汗出补三泻四五，针出伸提有大功，再加搓提阳出外，骨中邪气自然空。"

以上二段均是治筋骨疼痛，可连读理解。筋骨疼痛属痹证范畴，因风寒湿邪犯人而致，故以汗法祛风散寒除湿。方虽无穴，但其手法昭然，主以搓、摩、气上、升阳取汗，然后再据证补泻。也可参"男子浑身筋骨疼痛一百三十九法"取穴及手法。

妇人呕吐大便不通二证八十法

妇人呕吐不能止，中极圆盘阳在中，
气海一穴升阳上，脘内关盘摄响攻②，

---

① 先取升阴气上冲：据《宝鉴》，当改作"先取升阳气上冲"。又据医理，只有用升阳法才能使气上冲。
② 脘内关盘摄响攻：文理、医理不通，当是"内关穴内盘摄响"。

若是响声五七至，即将呕吐止①心胸，
三里照海施下法，大小便通即便通。

妇人胎衣不下连小腹疼痛八十一法

胎衣不下连腹疼，三阴升阳一二回，
再用气上上二穴，连下升阴急去催，
三里调胃气上法，再取气上气自开，
足冷微微出些汗，搓搓便战出针来。

妇人白浊日夜不止八十二法

妇人白浊日夜流，满身黄瘦百劳忧，
白浊子宫中极用，双盘双穴在手头，
中极圆盘多取热，子宫双用理中收，
三里三阴双阴上，双穴升阴血气周。

妇人生胎八十三法

下胎此法要升阳，再用升阳补更凉②，
复取气下三搓法，即用升阴产便康。

【点评】《宝鉴》生胎法："下胎此法要升阳，再用升阳补更良，复取气下加搓法，即用升阴产便康。"两书同。与下段比较，此段说的是生胎，即难产的针法，故云"即用升阴产便康"；下段说的是下死胎，故云"死胎急下见功高"。

---

① 止：原作"正"，据医理改。
② 凉：据《宝鉴》，当作"良"。

妇人下死胎八十四法

死胎多用升阳法，连用气上搓数遭，
再用升阳加搓法，复取气下升阴交，
升阴加补微微下，急用升阳痛即消，
腹下升阳一二次，死胎急下见功高。

【点评】《宝鉴》死胎法："死胎多用升阳法，连用气上搓数遭，再用升阳加搓法，复取升阴气上交，升阴多补微微下，急用升阳痛即消，复用升阳一二次，死胎急下见功高。"两书比较，以《神书》义胜。下死胎，先用升阳、气上、搓法，复取升阴法。阴交，应是腹上穴阴交以下胎。八十四法、八十五法均可用此穴。

妇人腹上下胎八十五法

横横顺逆要升阴，再用升阴四逆阳，
再加搓摄五七次，伸提自出如神匡。

【点评】《宝鉴》复上下胎法："摇摇顺逆要升阴，再用升阴四逆针，再加搓摄五七次，伸提自出果如神。"两书之目相比，以《神书》"腹上下胎"法为通。可参"顺摇十九法""横摇二十法"。《宝鉴》"摇摇顺逆"与《神书》"横横顺逆"相同，都是用摇法。《神书》"再用升阴四逆阳"，当从《宝鉴》改作"再用升阴四逆针"。

妇人赤白带下八十六法

妇人赤白大盘取，圆圆盘盘呼吸停，

若盘摄白不能止，中极皮起五分真，

五分提搓针不出，三阴升阳病者欣，

三阴①复②使气上法，搓搓连下升阴行。

妇人血山崩八十七法

妇人血山崩漏多，中极大盘要搓摩，

再搜搜来十数次，双盘二穴要精和，

双双盘后圆圆取，若是血山即要止，阳升升后定无讹。

【点评】《宝鉴》妇人血山崩漏法："妇人崩漏法不多，中极大盘要搓摩，再搜搜来十数次，双盘盘血要精和，双盘盘后圆圆取，肾俞升阳气自过。若是血崩即要止，升升定后无差讹"。选穴中极、肾俞，与《神书》有所不同。《神书》或脱"肾俞升阳气自过"一句。

妇人脚下筋骨疼痛八十八法

妇人疼痛血不调，阳陵阳交上下交，

太冲取血多为妙，阳陵升阳气下消，

阳交升阴调匀法，足冷搓搓热战交，

妇人血气多为弱，急急升阳补血饶。

【点评】参"妇人筋骨疼痛七十九法"。

---

① 三阴：当为三阴交穴。

② 复：原作"腹"，据文理改。

妇人胀满两足浮肿八十九法

满腹气胀足浮肿，中脘下盘摄在分，
丹田盘下摄数次，腹皮①七分响一匀，
再加三里气上二，一次气下又阴升，
三阴太冲取血法，运用调匀针出腾。

妇人脚气红肿疼痛九十法

妇人脚气红肿痛，应痛多针出血行，
三阴引气上下法，二循血出太冲迎，
再加次日复针刺，涌泉弹流自依经，
停呼度数五十次，不用出针气自宁。

妇人经血不调九十一法

妇人经气血不调，中脘圆盘气上交，
精宫双盘盘摄下，二穴搓搓热气饶，
再加三阴气上法，三阴摄下血气调②，
调胃三里升阳一，急出针头气下消。

【点评】《宝鉴》妇人经事不通："中极在脐下四寸，右盘七七后，提战七七，补三次　精宫左盘七后转出　三阴交气下，左足出血，三七不来可灸长强补七次，灸七壮　肾俞先泻后补三次　合谷左出血。"

---

①　腹皮：原作"皮腹"，据医理改。
②　再加三阴气上法，三阴摄下血气调：原作"再加三气上法三，阴摄下血气调调"。据医理、文理改。

两书比较，《神书》方歌显然出自《宝鉴》而取穴精少，《神书》方中之中脘应据《宝鉴》改为"中极"。

又，背部穴位亦可用盘法，且有单盘和双盘之分。《针经指南》《针经问对》等医籍只论述了盘法在腹部的操作。选用腹部以外的穴位使用盘法，目前仅见于《神书》。《神书》盘法选用穴位，共有鸠尾、中脘、上脘、中极、曲骨、气海、阑门、子宫、丹田、精宫等。精宫为命门穴别名，为背部穴位。《神书》中论述精宫穴的盘法操作时，根据目的不同，首次提出了单手操作（单盘）和双手操作（双盘）。如《神书》卷二之九十一、九十六、九十七、九十八法均行以双盘，目地是为了增加得气，从而加速痊愈。

妇人经事不行九十二法

多摇血气即便行，提战皮起自分明，
便加一盘用七摄，中提不动下即虚。

【点评】《宝鉴》经事不行："多摇血气即便行，提战皮起自分明，便加一盘用七次，摄伸提动下即行。"《宝鉴》较《神书》文畅义胜，可从之。但本方无穴，可参下段。

妇人下经事九十三法

经事不行一二载，中极大盘摄自行，
再摄大盘一二次，摄下搓搓要热生，
腹中热热三阴下，伸提皮起七分明，
七分皮起直奇下，三阴升阴气下频。

【点评】《宝鉴》下经事法："经自不行一二载，中极大盘摄自行脐下四寸，再摄大盘一二次，摄下搓搓要血生，腹中热热三阴下内踝上三寸，伸提皮起七分明，七分皮起真奇下，三阴升阴气下频。"两书基本相同。先取中极穴以盘、搓、摄为主，取得针下热感；然后取三阴交穴，以升阴、伸提为主要手法，以得经事畅通之效。

室女调经九十四法

室女大盘用四循，二穴微提阳自行，
再加微循用搓法，摄下搓搓要热生，
若是响法升阴二，上穴升阳响数声，
此病伸提针不出，不问经候即时行。

　　【点评】《宝鉴》室女调经法："室女大盘用四循，二穴微提阳自行，再加微循用搓法，上穴升阳下穴停。若是响法升阴二，上穴升阳响数声，此病伸提针不出，不问经候即时行。"两书比较，有所不同。《宝鉴》"上穴升阳下穴停"，指上部穴行升阳法时，下部穴停针。《神书》"摄下搓搓要热生"，主要强调搓法要取得针下热感。此方无穴，应参上法取中极、三阴交。即上穴中极，下穴三阴交，先取上，后取下。

妇人经气①不行九十五法

经事不调月不行，中极大盘用提伸，
若是响法摄七次，伸提皮起自然真，
再取小盘加摄法，搓搓要热一小循，

────────────

①　经气：据下文当改作"经事"。

又加伸提提不起，经后①七七自然行。

【点评】《宝鉴》妇人经行不调法："经事不调月不行，中极大盘用提伸，若用响法摄七次，伸提皮起自然真，再取小盘加摄法，搓搓多热一小循，又加伸提不宜起，经候一七自然行。"两书基本同。

卷二九十二法至九十五法均为月事不行，以中极为主穴，腹部穴用盘法，加摄、搓、伸提，务使穴下热感生，月事即至。

妇人赤白带下黄瘦潮热九十六法

妇人赤白下愈多，子宫虚冷奈渠何，
中极圆盘取下气，精宫双盘搓热过，
三里三阴升阳法，连取升阳取调和，
次日又行三阴交，连取升阴取调和。

妇人血山崩日夜流多不止九十七法

妇人血山崩甚多，老者难医病若何，
一日中极圆盘取，精宫双盘要气和，
过往七日针三里，三里升阳按战摩，
若是腰疼肾俞取，搓搓急按数刮多。

【点评】《宝鉴》血山崩："中极右盘盘一二七次转二次　精宫盘七七子宫右行。"根据《宝鉴》记载，其方是中极、精宫、子宫三穴组方，中极用大盘手法，辅以精宫、子宫，也采用圆盘法。而《神书》方除取中极、精宫外，还配以足三里升阳法和肾俞搓、刮法

---

① 经后：据《宝鉴》，当改作"经候"。

等，临床可资师法。本条尚可参"妇人血山崩八十七法"及点评文字。

男子肾虚梦泄并夜出盗汗九十八法

男子梦泄夜不一，精宫两盘法最良，
丹田一穴圆盘取，三阴①一穴有升阳，
若是诸穴伸提起，提起七分肾气强，
三里二穴气上法，连提皮起实良方。

男女脚膝红肿流注气血疼痛九十九法

脚膝上下流注痛，晚日属阴病可怜，
应痛此穴多刮战，正穴施法应上先，
若是好偏提搓补，病偏正补奇痂痉，
最后②出针多战按，弹弹出血邪气迁。

男子脚气肿痛一百法

男子脚气没没痛，禁灸多针亦不妨，
二阳一穴气上下，太冲二穴取血良，
涌泉弹刮祛邪法，刮③战二穴昆仑诀，
再加公孙微血出，诸穴调匀此穴强。

---

① 三阴：原作"二阴"，据文理改。即三阴交穴。
② 最后：原作"在后"，据文理改。
③ 刮：原脱，同治本同，据文理补。

男子浑身筋骨疼痛一百一法

男子筋骨疼痛多，医人功取血相和，
手法宜用搓提起，气上升阳病可呵，
急取停呼五十度，后用战搓热自过，
是用足合取热法，此病一切自消磨。

【点评】参"男子筋骨疼痛七十八法"。二法方均无穴，以相
应疼痛部位穴为准。

妇人五心潮热月水淋漓一百二法①

五心潮热渐相侵，申酉阴阴热自发②，
先刺劳宫提出血，涌泉升阳气至心，
若入四穴针出大，来日中极圆盘针，
圆盘一次停呼数，重摄伸提血气沉。

男子五心潮热一百三法

男子五心发热来，百劳五壮战提催，
内关二穴宜气下，三里气下升阴回，
再用停呼三十度，后取百劳刮战开，
三里调匀急下取，诸穴伸提一例推。

---

① 一百二法：原作"一百法"，以与男子五心潮热病同而移为"一百二法"。并据下文
将"五心发热"改作"五心潮热"。

② 发：原作"法"，音误，据下文"男子五心发热来"改。

男子大小腹痛或两胁背痛一百四法

小腹急走大腹痛，两胁背上痛难行，
小腹丹田圆盘取，大腹中脘摄还迎，
两胁追里圆盘七，背痛肩井委中行，
肩井伸提战皮起，三里气下要分明。

男子心痛噎食难进一百五法

男子心头痛相煎，噎食难进气束束，
上脘下盘摄七七，内关升阳气上喘，
三里气上按上脘，即取下法痛安痊，
次日再针太冲穴，连用出血妙中立。

男子气上喘下手足冷一百六法

男子上喘气难当，三里升阴气下忙，
再用三阴升阴法，用法下痰①气自康。

男女大便虚秘不通一百七法

大便虚闭不能通，内庭照海一里攻，
即使下法时刻下，多取调匀在手中。

---

① 用法下痰：原作"用下法痰"，同治本同，据文理改。

男子肚腹下一百八法

补七停呼三十度，便取升阳腹内行，

升阳即去腹内热，又用气上向前升，

针腹中响三呵三，口呵呵吸罢凉生，

清凉阳气来脐下，气下升阴病即轻。

妇人肚腹下一百九法

泻五停呼五十七，医下七数要升阳，

升阳二次气上去，三吸三呼呵二方，

妇人此病多阴数，急取气上是为凉，

阴上有三四下七，下升阴即便安康。

男女鼻泻①不闻香臭一百十法

鼻泻之症必②多般，神庭穴内战提痉，

迎香二穴升阴法，二气开通提搓连，

三里二穴升阳一，后取升阳气下偏，

次日又针三里下，三阴穴内气下先。

男女口气腥臭一百十一法

口气腥臭热可增，口中刺上用金津，

心经之穴多气下，肾经穴内停气匀。

---

① 鼻泻：当作"鼻渊"。

② 必：原作"鼻"，据文理改。

男女两眼不开一百十二法

两眼不开最难熬，睛上伸提血渐消，
眼珠胀痛合谷①下，三里升阴一二遭，
再加太冲出血法，三里气下要针滞，
若是太冲出毒血，取开时刻见青霄。

男女眼目红肿疼痛一百十三法

眼目红肿取血出，再取出血要搓摩，
太阳出血真奇妙，三里升阳气下和，
再取骨空多提泻，合谷②即下要取搓，攒竹③多提补三次，诸穴
上下病安多。

男女大便虚闭不通一百十四法

气虚不通下气攻，三里照海气下通，
若是气响升阴下，速用气上取调中，
过后三日针中脘，圆盘七摄气海空，
三里再针取气下，内庭取血便除踪。

男女九种心痛连脾痛不止一百十五法

九种心疼连脾痛，上脘盘盘拘在中，

---

① 合谷：原作"合骨"，据文理改。
② 谷：原作宜，据文理改。
③ 攒竹：原作"攒骨"，据文理改。

气海圆盘在上法，关元①双盘响功取，
大陵便取升阳法，三里升阳气下通，
诸针都要取热气，此针皮起见良工。

男女眉间疼痛目昏一百十六法

眉间疼痛搓摩起，攒竹伸提又即提，
若是目昏升阳取，二证升阳升阳奇，
升阳使后取血法，伸提皮起停呼宜，
印堂伸提搓多补，合谷②升阳痛即宜。

男女腹上腹下一百十七法

顺摇二三多提摇，好按横摇四宜和，
加搓提摄五七次，搜战提起用摇摩，
问病腹胀大便急，针上沉浮开气搓，
若紧不动要提按，顺摇数十下调和。

【点评】《宝鉴》腹上下法："顺摇二三多提搓，好按横摇四递和，加搓摄提五七次，搜战提起用搓摩，问病腹中大便急，针上沉浮闭气搓，若紧不按要提按，顺数十下用调和。"两书基本相同，但以《神书》文畅。

男女腹部盘盘即响一百十八法

连提加战在时法，丹穴③微循摄自行，

---

① 关元：原作"关食"，据医理改。
② 合谷：原作"合骨"，据医理改。
③ 丹穴：疑当作"丹田"。

重摄即响重用按，便气周流病自轻。

男女下小水一百十九法

要下小水用丹田，三阴升阳气下痓①，
再加丹田大盘摄，三阴二穴升阴先，
升阴复取气下法，小水胞中胀自生②，
若胀小水升提起，连下小水即自行。

【点评】《宝鉴》下小水法："要下小水用丹田脐下三寸，三阴升阳气下痓内踝上三寸，再加丹田大盘摄，三阴二穴升阴先，升阴复取气下法，小水胞中胀自消，若胀小水升提起，连下小水即自行。"两书基本相同。据《宝鉴》，丹田即脐下3寸，任脉关元穴；三阴，在内踝上3寸，即足太阴经三阴交。关元在小腹，以大盘、摄法为主，疏通任脉；然后取三阴交穴，以升阴、气下法，通利小便。

男女忽然失音一百二十法

忽然失音便升阳③，即便气上又升阳，
肺中气实多刮取，连用气下再刺良，
复取三里升阳法，气下升阴补即多，
再取少商出毒血，不怕失音病不和。

---

① 三阴升阳气下痓：据下文，当作"三阴升阴气下痓"方通。
② 胀自生：据《宝鉴》，当改作"胀自消"。
③ 升阳：原作"生阳"，据医理改。本段之升阳同改。

男女耳聋一百二十一法

耳聋委中升阳法，又取气上到耳中，
若是蝉鸣听会取，搓搓弹弹气下攻，
三里气上调匀到，翳风二穴有神通，
委中气下升阴法①，耳中如法自然空。

【点评】《宝鉴》耳聋法："耳聋委中升阳法，又法气上到耳中，若是蝉鸣听会取，此穴在耳坠前通，开口动脉是搓搓，弹弹气下攻三里，气下调匀到翳风，穴有神效此穴取，穴在耳坠后陷中，按之有脉微微动，委中气下升阳法，耳中邪气自然空。"《神书》去除了《宝鉴》一些穴位描述的文字，如"此穴在耳坠前通，开口动脉""穴在耳坠后陷中，按之有脉微微动"等语句，即成之。

男女满腹走气疼不止一百二十二法

腹中走气十分疼，中脘圆盘搓在针，
气海升阳中脘上，搓搓加用在心中，
二次中脘摄盘下，气海升阳响数声，
三里照海取下法，走气即除在针明。

【点评】《宝鉴》琼瑶真人秘要(满腹走气痛不止)相应文字与本段基本相同，录于下：

"满腹走气痛不止，中脘圆盘搓在脐上四寸(针)，气海在脐下一

---

① 委中气下升阴法：据上文"耳聋委中升阳法，又取气上到耳中"之义，委中是足部穴，取治耳病，当作"委中气上升阳法"。

寸半升阳中脘上，搓搓加用在(心)中，二次中脘摄盘下，气海升
阳响数声，三里在膝下二寸半照海在内踝下二寸，赤白肉际二穴取下法"。
又，括号内的字原脱，依《神书》添加。

以腹部穴气海、中脘为主，以盘法、搓法、摄法为主，并使
腹部肠鸣作响。然后以足三里、照海施行下法，致满腹走气消除。

男女取血一百二十三法

取血三按有三补，再补三遭七弹禁，
即明出血再三补，连弹七次急出针，
若是虚人莫出血，实人出血有神钦，
阴人气下莫取血，弹取此血绝此阴。

【点评】以上是弹针出血法，适于实证病人（"实人出血有神
钦"），不适于虚证病人（"若是虚人莫出血"）。

又，《宝鉴》取血法："取血三按有三补，再补三遭七弹禁，
限用出血再三补，连弹七次急出针，若是虚人莫血出，实人出血
有神钦，阴下气下莫取血，或取此血绝此阴。"与《神书》基本同。

男女腰疼腿硬一百二十四法

腰疼腿硬急升阳，委中升阳再升阳，
升阳三次停呼至，后用搓搓取热康，
委中取血多为妙，再取升阴搓急弹，
若有虚人忌取血，实人取血痛即安。

【点评】《宝鉴》腰疼腿硬法："委中在膝内腘文两筋中，升阳
再升阳三次，后用搓搓取热康，委中取血，再取升阳搓急弹。虚

人忌取血，实人取血痛即安。"腰腿疼痛治以委中穴，所谓"腰腿委中求"。虚人用升阳气上至腰腿病所，实人则用弹针出血为主。

男女手背红肿疼痛一百二十五法

手背①红肿速升阳，液门出血补按详，
气上升阳气使下，通里②搓摩气自扬，
若是气足用三补，急弹三次出针强，
若还红肿消不尽，升阴重提泻更良。

【点评】《宝鉴》手背红肿血："液门在手无名指与中指相并间陷中是速升阳，出血补按，气升阳齐使下，通里在掌后起骨后一寸，忌灸搓摩，外关在手背腕后二寸陷中是取血下法，曲池微取要升阳，若是气聚用三补，急弹三次出针强。"去除取穴部位之文字，即与《神书》针方大体同，但多取外关、曲池。在临床上，可先取液门、外关出血，再取通里搓摩。若仍不愈，可用重提泻法。

男女牙齿疼痛翻胃一百二十六法

牙齿阵阵疼相煎，吕细升阳出血停，
再取三里升阳法，翻胃吐食别理行，
中脘圆盘一七次，气海升阳在书中，
再取气海下摄法，三盘九搓出针中。

【点评】此段可作两证解之。齿疼先用吕细，即太溪穴，后取足三里，均以升阳法，上病下取而取少阴原、阳明合。至于反胃

---

① 手背：原作"升背"，据上文改。
② 通里：原作"通理"，据医理改。

吐食，取中脘、气海，以圆盘法为主。

又，《宝鉴》牙齿疼痛翻胃法："牙齿阵阵疼相煎，吕细出血升阳停吕细即足太溪穴，再取三里升阳法，翻胃吐食别理行，中脘圆盘一七次，气海升阳在中明，再取气海下摄法，三盘九搓出针宁。"两书基本相同。

男女喉中乳蛾①一百二十七法

乳蛾之证少商知，出血急用即施宜，
假若外关气不至，三里升阳便自为，
再取十指都出血，病效安危在用机，
复取太冲并二穴，出血不改死不医。

【点评】《宝鉴》乳蛾法："少商二穴在手大指内侧去爪如韭叶大是急取出血，假若外气闭下至，三里升阳使自为，再取十指头血出，病效安危在用机，复取太冲二穴在行间后二寸是穴，出血不改死不留。"去除取穴部位文字两书基本同。

乳蛾，是肺胃有热，刺少商穴出血，清泄肺热，临床常用。如再取外关而气不至，可用足三里升阳法。《神书》较《宝鉴》语句义胜。如少商出血不效，再刺十指（十宣）出血清热泻火，复取太冲穴，也是上病下取。

男女手足之证一百二十八法

手足之证有多般，气上升阳在外关，
曲池外关气上法，急取搓搓助阳还。

---

① 乳蛾：原作"乳鹅"，据文理改。下同。

阳陵气上升阳法，气上升阴顷刻间，
若用出针搓摩起，皮起三分即笑频①。

【点评】手部诸症，用曲池、外关，并以搓法气上而行。足部
诸症，用阳陵泉穴，使气上而效，然后边出针边搓摩，使穴部皮
起则效。

《宝鉴》手足之症法："手足之症有多般，气上升阳在外关，
曲池外关高上法，急取搓搓助还阳。阳陵气上升阳法，二穴在膝
下外臁，臁骨如还疼与痛，下气升阴顷刻间，若用出针搓摩起，
皮起三分即笑颜。"两书基本相同，互参之。

男女百节疼痛一百二十九法

升阳不过二节边，一节升阳按战连，
气上升阳节节有，更连搓搓百节牵。

【点评】《宝鉴》百节止痛法："升阳不过二节边，一节升阳按
战连，气上升阳节节有，连战搓搓百节牵。"两书基本同。又，
《宝鉴》之目原作"百节指痛法"，依下段之目改。

男女百节止痛一百三十法

升阳二次气通连，急取出血如井泉，
假令不取血出法，逆令病者实难痊。

【点评】《宝鉴》百节止痛加法："升阳二次气通连，急取出血
如井泉，假若不使出血法，遂令病者实难痊。"两书基本同。

---

① 笑频：据《宝鉴》，当作"笑颜"。

以上二段应合参之。百节疼痛，临床主用阿是穴，即疼痛骨节处，亦即上段之"一节""二节"。可用搓法，也可取诸经井穴出血。

男女哮喘一百三十一法

哮喘之证要升阳，内外升阳病即康，
天突膻中专①要泻，三里升阳气下②良，
若要哮喘即便止，气来战刮即升阴，
再用升阴一二次，战战急按要出针。

【点评】《宝鉴》哮喘法："哮喘之症要升阳，内外升阳便即康，天突膻中俱要泻，三里升阴气下良，若是哮喘即便止，气来战刮即升阴，再用升阴一二次，战战急按要出针。"两书同。

哮喘肺气上逆之证，故取天突、膻中两穴泻肺定喘，再取足三里穴以升阴、气下法，以刮、战之法，待气来急按后出针。

男女腹部大盘一百三十二法

大盘之法用十循，二穴伸提扬自行③，
再循七次如搓法，上穴升阳下穴停，
若是响法升阳摄，下穴升阳响数声，
诸病伸④提提不出，再取加搓效如神。

---

① 专：《宝鉴》作"俱"。
② 升阳气下：据《宝鉴》，当作"升阴气下"。
③ 二穴伸提扬自行：据《宝鉴》，当改作"二穴伸提阳气行"。
④ 伸：原作"仍"，据上文"二穴伸提扬自行"改。

【点评】《宝鉴》大盘法："大盘次法用十循，二穴伸提阳气行，再循七气加搓法，上穴升阳下（原作"一"，据下文改）穴停，若是响法升阳摄，下穴升阳响数声，诸病伸提提不出，再取加搓效如神。""大盘次法"，应以《神书》为据，改作"大盘之法"。

两书同参，腹部穴上下二穴之大盘法，手法前须配合循法，手法后须配合伸提，以致阳气自行。然后配合循法、搓法。上部穴行升阳法时，须停下穴手法。最后下穴行响法、升阳法，待腹部鸣响。如出针时提针不出，则宜轻轻搓针之法。

男女腹部小盘一百三十三法

先循二七一十四，中用盘盘盘七遭，
拘住此法等气海，气海七盘七摄高。

【点评】《神书》于此二段，阐述了大盘、小盘的定义。从对大盘、小盘的陈述看，《神书》盘法的力度、幅度与《针经指南》"盘者，为如针腹部，于穴内轻盘摇而已"轻度地旋转摇动针身相比，已有较大的区别。与《针灸问对》陈述"如针腹部软肉去处"，操作是"只用盘法，兼子午捣臼、提按之诀"，更加接近。说明经历实践总结后，《神书》已对盘法有了新认识，从而在原有基础上加以改进。

《宝鉴》大盘法之后，列有小盘法内容："先循二七（一）十四，中用盘盘七遭，拘住此法等气海，（气）海七盘七摄高。"括号内的字原脱。《神书》更为通畅明白。再者，《宝鉴》无目，乃据《神书》加之。

男女积聚一百三十四法

腹中痞气一难同，先取大盘四十攻①，
四边加摄搓摩法，中脘升阳气海穷，
再②加中脘升阴下，气海升阳响自通，
若要除疾伸提好，三摇去疾针自松。

【点评】《宝鉴》积聚法："腹中痞气一难同，先取大盘四下攻，四边加摄搓摩法，中脘升阳气海宁，再加中脘升阴下，气海升阳响自通，若要除疾伸提好，三摇去疾针自松。"两书基本同。

积聚痞气，当取腹部大穴中脘、气海，主以大盘、升阳手法，中脘在上，气海在下，是谓"腹中双穴"。如将本法同参"男女腹部大盘一百三十二法""男女腹中双穴一百三十五法"，则其理自明。

《神书》关于盘法的论述对现在的临床仍然具有指导意义。根据操作不同，《神书》将盘法分大盘和小盘，单盘和双盘；论述盘法不仅能增强得气，还可行气和调气；以盘法为基础组合形成两种复式手法，即盘盘丹穴法和响法；盘法适应病症广泛而达40余种。这些论述，现在的针灸临床仍然适用。

参考《神书》等针灸医籍，《针灸技术操作规范·毫针基本手法》里将盘法的动作技术规范描述为"针刺入腧穴内，按倒针体，与皮肤约呈10°~15°夹角，用拇、食、中三指捏住针尾，将针向一个方向盘转的手法，360°为1次，应连续盘转3~5次"。将

---

① 四十攻：据《宝鉴》，当作"四下攻"，义通。
② 再：原作"在"，据文理改。

摇、捻、搓等手法与盘法配合，可促进得气和行气，如环跳、命门可先使用摇法，再用盘法，从而促进针感的循经传导。

盘法也可与复式手法配合使用，如关元穴盘法得气再行烧山火手法治疗宫寒痛经。盘法不仅用于治疗妇科疾病，胃肠疾病、腰椎疾病也可应用。《神书》提出盘法不单单在腹部应用，腰背部也可使用盘法。受《神书》影响，《刺法灸法学》提出"一般只用于腹部肌肉松弛处，有时也可用于腰背部、四肢等肌肉丰厚部位"。临床上，在腰部或位于肌肉丰厚部位穴位使用盘法，得气较快，行气作用较强。盘法操作时，针体会呈现弯曲状态，因此要因人而异、规范操作。

《神书》指出盘法操作时要注意患者的个体差异，肥人、瘦人有别，操作不可孟浪，值得借鉴。《针灸技术操作规范·毫针基本手法》规定盘针每盘3~5次。具体操作时，患者的体形、施术部位及患者的耐受度、术者的指力均会影响得气情况和针刺效果。因此，使用盘法时，整个操作过程都要密切观察患者的情况。如患者有不适感，应立刻停止操作，以免出现局部肌肉痉挛而缠针，从而造成患者疼痛和恐惧。另外，要根据病情使用盘法，不必每次每穴都用盘法。

此外，行盘针手法对针具也有要求。操作盘法需用有针尾的针，《刺法灸法学》论述"盘时需要用拇指、食指、中指将针尾扣住"。针具的粗细也会影响盘法的效果。根据临床体会，用直径0.25mm的毫针容易弯针；直径0.30~0.35mm的毫针较为常用；直径0.40mm的毫针针感强烈，稍盘即可出现酸麻胀感和水波样针感。针尖的锋利度对盘法的作用也用影响，过钝和过于锋利都不合适。

男女腹中双穴一百三十五法

腹上双穴一难取，先取左边向左循，
若将右边右边①起，拘住此气中心停，
伸提皮起加摄法，取用盘盘一次②回，
再要除疾取响动，提且搓搓去气行。

【点评】《宝鉴》腹中双穴法："腹中双穴一先取，先取左边向左循，若将右边右循起，拘住此气中心痛，伸提皮起加搓法，取用盘盘一此因，再要除疾取响动，提且摇摇去气频。"两书有所不同。

男女大便闭塞一百三十六法

大便闭塞不能通，气上支沟阳有功，
三里气行通照海，升阳搓后用搓松，
里松皮叶针头住，胀自消兮腹自空，
若要安即伸提起③，纵他实硬自然通。

【点评】《宝鉴》大便闭塞法："大便闭塞不能通，气上支沟阳有功在手背后起骨后三寸，三里气行通照海，升阳搓后用搓松，里松皮叶针头住，胀自消兮腹自空，若要按即伸提起，纵他石硬自然通。"两书基本同。

大便不通，取支沟穴气上，疏通少阳；足三里、照海升阳而致气行畅通。然后用搓法，再急按慢提以泻，使胀满消除，大便通畅。

---

① 右边右边：据《宝鉴》，当改作"右边右循"，以和上句"先取左边向左循"相合。
② 一次：原作"一此"，不通，据医理改。
③ 若要安即伸提起：据《宝鉴》，当作"若要按即伸提起"。

男女小腹胀满一百三十七法

小腹胀满须下气，百声气下自然松，
内庭大气通三里①，左右横流②针有功，
若利丹田③大盘拆，十回连摄小便通，
更添胀硬何由所，即不停针自不同。

【点评】《宝鉴》小腹胀满法："小腹胀满须下气，百声气下自
然松，内庭穴气通三里，左右横摇针有功，若刺丹田大盘拆，十
回连摄小便通，更消胀硬何由取，即下停针自不同。"以《宝鉴》
各句义胜句畅，应从之。

小腹胀满、小便不通多属气滞，以下气为法，内庭、足三里
以左右横摇。若加丹田关元穴，可用大盘手法，并以 10 次摄法，
而后小便即通，小腹胀满自消。

男女七疝一百三十八法

七疝偏疼取大敦，大敦出血用弹针，
曲骨大盘不用摄，三阴升阳气上行，
再取气上即使下，关元气海用盘明，
申脉④微使气上⑤法，连屈气下病安宁。

---

① 内庭大气通三里：据《宝鉴》，当改作"内庭穴气通三里"。内庭、足三里同属足阳明
经，故言其穴气相通。
② 左右横流：据《宝鉴》，当改作"左右横摇"，指左右横摇手法。
③ 若利丹田：据《宝鉴》，当改作"若刺丹田"。
④ 申脉：原作"伸脉"，据文理改。
⑤ 气上：原作"上气"，据医理改。

【点评】《宝鉴》七疝法："七疝偏疼取大敦_{在足大指外侧去爪如韭叶大}，大敦出血用弹针，曲骨大盘不用摄_{在脐下五寸毛际中}，三阴升阳气上行，再取气上即使下，关元气海用盘明，伸脉微使上气法_{外踝下赤白肉际}，连屈气下病安宁。"去除取穴部位文字，两书基本同。

七疝乃足厥阴经病，故用肝经井穴大敦，弹针刺络出血为主。再取曲骨、关元、气海穴大盘，通达任脉；三阴交穴升阳，申脉穴气上，以通脾、肾。

男女浑身筋骨疼痛一百三十九法①

浑身疼痛要升阳，气上提搓仔细详，
若筋疼痛宜汗法，膏肓多灸莫针良，
复计②三里行间穴，二穴升阳气上忙，
再使三阴令气下，一时二证即安康。

【点评】《宝鉴》浑身筋骨疼痛法："浑身疼痛要升阳，气上提搓仔细详，若筋疼痛宜汗出，膏肓多灸莫针良，复针三里行间穴，二穴升阳气下忙，再使三阴令气下，一时二证即安康。"两书有所不同。并参"男子筋骨疼痛七十八法"，则易理解。

浑身疼痛属风寒痹证，故当以发汗祛风散寒法，取足二里、行间二穴升阳气上，以行气活止痛。复以三阴交令其气下，活血止痛。又，背部膏肓穴是经外奇穴，一般用艾灸温通，而不宜针刺，以免伤及内脏。

---

① 浑身筋骨疼痛一百三十九法：原作"浑身及筋骨疼痛一百三十九法"，据《宝鉴》，"及"字衍，故删。

② 计：《宝鉴》作"针"，当从之。

男女手心劳宫发热一百四十法

劳宫二穴治心风，手中发热气下攻，
大陵升阳复气下，三里升阴气下通，
膻中灸五泻用七，疼痛心间呼吸中，
呼吸三十出针补，一时二证见神功。

【点评】《宝鉴》劳宫黄热法："劳宫二穴治心风，手中黄热气下攻，大陵升阳复气下，三里升阳气下通，膻中灸五须泻七，疼痛心间呼吸中，少顷出针须一补，一时二证见神功。"《神书》"心风病七十五法"首句亦是"劳宫二穴治心风"，内容可互参之。

男女有病边汗无病边针一百四十一法

无病手法要升阳，下穴升阳上穴康，
下穴停呼十维叟①，上穴升阳气上当，
再取加搓多摄法，有病手热汗出忙，
急用升阳加搓捻，汗出一时多无方。

【点评】《宝鉴》有病边汗无病边针："无病手法要升阳，下穴升阳上穴康，下穴停呼十余度，上穴升阳气上当，再取加搓多摄法，有离手热汗出忙，急用升阳加搓极，汗出一便多无妨。"可以互参之。

---

① 十维叟；疑误，据《宝鉴》，当改作"十余度"。

男女遍身风气麻木一百四十二法

三里升阳又升阳，气上急急又升阳，

阳行急又停呼吸，战提摄摄战战忙，

再取加战百来次，满身麻木病安康，

若是满身麻木有，连取气下法调良。

【点评】《宝鉴》遍身麻木法："三里升阳炁上急，即用升阴气自长，阳阳行急停呼吸，战提摄摄战忙忙，再取加战百来次，满身麻木便身康，若是麻木遍身有，连取气下法调良。"两书文义基本同，但以《神书》通畅。

男女移疼住痛一百四十三法

上疼下针要升阳，再用升阳痛处良，

升阳急取到痛处，连取气下痛齐康，

男左痛在右取血，女右痛在左取血，

出血之法此已定①，多取穴道要行周。

【点评】《宝鉴》移疼住痛法："上痛下针要升阳，再用升阳痛处良，升阳急取到痛处，连取气下痛处康，男左痛左右取血，女右痛右左血流，出血之法已此定，多取穴道要行周。"《宝鉴》"男左痛左右取血"，应改作"男左痛在右取血"；"女右痛右左血流"，应改作"女右痛在左取血"。如此则是左痛刺右出血，右痛刺左出血，是移疼住痛成法。

---

① 此已定：原作"已此定"，据文理改。

男女应痛取法一百四十四法

应痛针下急三补，气血不行在针中，
再加三补三弹战，三补血痛自不攻。

【点评】《宝鉴》应痛取法："应痛针下急三补，血气不行在针中，再加三补三弹战，三补血痛自不攻。"气血不通，不通则痛，用补法弹战为主，两书相同。应痛针下，当作阿是穴针刺理解，所谓"应在中而痛解"。

男女取冷热手指一百四十五法

搓搓急提搓为热，伸提摄摄取气行，
按慢伸提冷似冰，搓搓如火热方精，
男子针入提一分，女子针提二分停，
男女寒热似分定，分寸手法在心明。

【点评】此取热、取冷之法。取热以搓为主，搓后急提则有热感生。取冷以慢伸提为主，伸即提。

《宝鉴》取热冷手指法："搓搓急提搓为热，伸提摄摄气自行，按慢伸提冷似冰，搓搓如火热方精，男人针入提一分，女人针出二分停，男妇寒热已分定，八寸手法在心明。"两书对比，以《神书》文义通畅。

男女气猛病者要呼吸一百四十六法

呼与呼分吹与吹，气猛急取呼吸之，

气上若猛吹三次，气下猛时呼三次，

右取呼吸真妙诀，上下气行慢由池①，

三呼三吸知上下，有人会得上良医。

【点评】配合气上、气下，病者用呼吸之法，可促使气行，故称气猛。《宝鉴》气猛者要呼吸法："呵与呼分吹与吸，气猛急取呼吸之，气上若猛吸三次，气下猛时呼三次，此是呼吸真妙诀，上下气行慢由他，三呼三吸和上下，有人会得上良医。"两书对此，以《宝鉴》义胜。

男女背部深浅指法一百四十七法

难取气上下升阳②，搓搓补补补无方，

再取搓摄加刮战，多取调匀病自安。

【点评】《宝鉴》背部深浅指法："背部要取气上下，升阳搓搓补无方，再取搓摄加刮战，多取调匀病自康。"两书文字有不同，但意思一致。

男女腹胀取少阴③子午针一百四十八法

男女腹胀取少阴，半夜子时针涌泉，

双取停呼等气全，再用升阴战按法。

【点评】《宝鉴》男妇腹胀取少阴子时针之法："半夜子时针涌

---

① 池：据《宝鉴》，当是"他"之形误。

② 难取气上下升阳：此句前有"背部"二字，衍，删之。

③ 少阴：原作少阳，涌泉穴属足少阴肾经，据此改。下文原仅有三句，亦据上下文例补第一句。

泉，涌泉升阳气上先，三阴二穴升阳定，双取停呼等气全，三阴三寸针三寸，涌泉复取下血多，再用升阳刮战法，三阴战提下摄和。"两书比较，以《宝鉴》文义通畅，意思明晰。

男女腹部分寸肥瘦盘法一百四十九法

腹部大空三尺五，多取循循买气来，
肥人针满盘三寸，瘦人针半微微开，
男人肥者三寸取，妇瘦一寸看实虚，
男女分寸皆已定，肥瘦此法须当推。

【点评】《宝鉴》腹部分寸肥瘦盘法："腹部大空二尺五，多取循循买气来，肥人针满盘三寸，瘦人针平微微开，妇人肥者三寸取，妇瘦一寸看虚实，男妇分寸皆已定，肥瘦此法须当推。"两书基本相同。

盘法操作肥人与瘦人有别，不可乱盘。《神书》中有两处涉及盘法注意事项，一是根据胖瘦不同，盘法的操作当有所区别，如本段内容；二是不可乱盘致五脏乱。《神书》卷三"答问二十二法"，有"不可乱盘，使五脏气乱也"的论述。注意事项虽然没有具体指出不规范操作导致五脏乱的具体症状，但从腹部常见针刺事故及当时针具方面考虑，不规范操作刺伤肝脾或刺破肠壁等意外是有可能出现的。因此，操作盘法时，应因人而异，严格把握操作程序与行针力度，避免意外发生。

男女腹部气不行加一百五十法

按定盘盘病人呼，重搓数十提针扶，
战提摄摄上下使，气自流通邪气无。

【点评】《宝鉴》腹部气不行加法："按定盘盘病人重，搓数十提针扶战，提摄提摄上下使，气自流通邪气无。"两书有所不同。

男子腹部急响一百五十一法

上穴升阴下升阳，连提双摄在中平，
再加循循摄提起，二穴升阳响数声，
若要响七摄七次①，伸提下按数次禁，
响法已尽无法用，搓搓调匀要出□②。

【点评】《宝鉴》男子胀急响法："上穴升阴下穴阳，连提双摄在中平，再加循循摄提起，二穴升阳响数声，若是响七摄七次，伸提下按数次禁，响法已尽无法用，搓搓调匀莫要针。"

女子腹部响声急一百五十二法

连提上穴取盘盘，下穴盘盘升在中，
上穴连盘摄摄下，下穴升阳数声通，
若要提摄七七响，急按搓搓数遭频，
女人盘盘响已定，搓搓双热要调匀。

【点评】《宝鉴》妇人腹响法："连提上穴取盘盘，下穴盘盘升在中，上穴盘摄连摄下，下穴升阴数声通，若要提摄七七响，急按搓搓数遭频，妇人盘盘响已定，搓搓双热要调匀。"

---

① 次：原脱，同治本同，据文理补。
② □：此处原脱一字。据《宝鉴》，当作"针"字。

男女腹部气虚一百五十三法

腹部气虚循十四①，再取循循又不来，
将针半提针出尽，病者气绝难医哉。

【点评】《宝鉴》腹部气虚法："腹部气虚循十次，再取循循
又不来，将针半出尽不至，病者气绝难医哉。"当腹部穴针刺
后，若气虚不至可再用循法多次，气仍不至，说明病者气虚而
难愈。

男女腹部气不虚不实相匀一百五十四法

腹部气实用七循，伸提皮起看分明，
上下盘盘皆取使，随医治法出针平。

【点评】此法《宝鉴》与《神书》完全相同。

男女腹部一二循气不来为邪一百五十五法

腹部二循气便去，将针顺摇刮搜开，
刮搜顺摇邪不退，旧疾不除新疾来。

【点评】《宝鉴》腹部一二循气不来为邪："腹部二循气便至，
将针顺摇刮搜开，刮搜顺摇邪不退，旧病不除新病来。"与《神
书》基本同。

---

① 十四：据《宝鉴》，当改作"十次"。

男子腹部针上行盘盘痛不已一百五十六法

下针腹上最难当，急弹七次散血阳，
若是穴邪刮①搜去，腹部盘盘即安康。

【点评】《宝鉴》腹部针上行法盘盘痛不已："下针腹上痛难当，急弹七次散血阳，若是穴邪刮搜去，腹盘盘通病即康。"以《神书》义胜。

男女腹部取响不响足上取②一百五十七法

腹部取响不能响，急取升阴至心头，
再取气上摄搓战，搓搓升阴下汗流，
若是足上汗即出，腹上二针按提求，
三提三按足心冷，急用调匀汗自出。

【点评】《宝鉴》腹部取响不响足下取法："腹部取响不能响，急取升阴去心头，再取气下摄搓战，搓搓升阴下汗流，若是足下汗即出，腹上二针按提求，三提三按足心冷，急用调匀汗自休。"两书有所不同。

男女中风不语一百五十八法

中风不语用气上，中冲加捻见浮沉，
涌泉即是升阳法，取气即行免患侵。

---

① 刮：原作"括"，据文理改。
② 男女腹部取响不响足上取：原书"取"字下有"汗"字，为衍文，故删，新编目录同。

【点评】以中冲、涌泉二穴为主针刺治疗，通心包、肾经。又，《宝鉴》中风不语："中风不语用气上，中冲加极见浮沉，涌泉即（是升阳）法，取气不行免患侵。"互参之，《神书》之"中冲加捻见浮沉"义胜。《宝鉴》涌泉句之"是升阳"三字原脱，可据《神书》补。又，此条至"男女口气之病二百十六法"，是《宝鉴》"琼瑶真人口传心授一百二十手法"内容，可详参之。《宝鉴》"琼瑶真人口传心授一百二十手法"59条，不分列，不分目。而《神书》分列有58条，设目有"男女中风不语一百五十八法""男女口气之病二百十六法"等。道光本、同治本目录及原文均脱"男女膝盖红肿一百七十六法"，今据《宝鉴》"膝盖红肿"四句补之，其他篇序号仍其旧。

男女鼻流浊涕一百五十九法

鼻流浊涕取鼻渊，先使气上一能痊，
若是头风眼目昏，升阳搓按诀无偏。

【点评】《宝鉴》："其一上星在鼻柱直至发际一寸五分。鼻流浊涕取鼻渊，先使气上一能痊，若是头风并眼目，上星搓按诀无边。"互校之，《宝鉴》有上星穴治鼻渊，验之临床有效，可补本书此段无穴之憾。

男女头风呕吐眼目昏花一百六十法

头风呕吐眼昏花，百会加搓按不差，
中脘盘盘取气海，印堂出血艾重加。

【点评】头风，头痛剧烈，顽固不愈，见呕吐、目眩者，是风痰之证。以百会搓按、印堂出血祛除风邪，并配中脘、气海盘法祛痰而效。又,《神书》提出中脘穴治疗头风病。

《宝鉴》:"其二百会穴在顶中。头风呕吐眼昏花,百会加搓按不差,中脘盘盘取气海,印堂出血艾重加。"两书文义同。

男女头项强痛回顾难转一百六十一法

头项强痛回顾难,百会加搓承浆按①,

后用气下②使吕细,风府搓热头时安。

【点评】头项强痛,百会、承浆任督相通,承浆在前,治后项之病,理义兼得而效。后远取太溪(吕细)穴气上之法,风府近取搓法取热,是万全之方。又,《宝鉴》:"其三承浆穴在颐唇下宛宛中。头项强痛回顾难,百会加搓承浆按,后用气下使吕细,风府搓按实时安。"两书穴同,手法相似。

男女偏正头风一百六十二法

偏正头风取左右,百会口③加在指中,

风池升阳上下法,束骨二次在针通。

【点评】《宝鉴》:"其四、五,地仓穴口角旁四分斜缝中,沿皮透颊车。偏头风取左右看,听会加在指中参,风池上下升阳法,束骨二次在针边。"两书用穴不同,一以百会,一以听会。以临床言,应以《神书》义通。风池、百会相配治头风,祛风止痛。取两侧束骨穴,疏通足太阳经气,是头病取足。

---

① 按:原作"揩",据《宝鉴》改。

② 气下:当作"气上"。病在头取足部穴,当以气上而效。

③ □:原脱一字,疑应补"穴"字。

男女偏正头风加一百六十三法

偏正头风有两般，中脘下痰按盘盘，
膻中哮喘专要泻，印堂头疼出血安。
口眼㖞斜①气使下，地仓加搓要升阳，
㖞左升阳加搓右，㖞右升阴搓指详。

【点评】《宝鉴》："其六地仓穴同前。偏正头风有两般，中脘下痰按盘盘，膻中哮喘专要泻，印堂头疼出血安。口眼㖞斜气使下，地仓加搓病自痊，在左升阳加搓右，㖞右升阴搓左详。"

男女不知香臭一百六十四法

不知香臭要加搓，迎香升阳在指中，
先上后下分明使，金针在搓气先通。

【点评】《宝鉴》："其七迎香穴在鼻孔傍各伍分。不知香臭要加搓，迎香升阳在指中，先上后下分明使，金针在搓气先通。"着重用局部穴，以搓法，所谓"金针在搓气先通。"两书文义同。

男女耳聋之证一百六十五法

耳聋之证要升阳，或痛升阳即使鸣，
或痛气下升阴上，连下升阴气自通。

【点评】《宝鉴》："其八听会穴在耳前开口有陷处是。耳聋之症要升阳，或痛升阳即使鸣，或痒气下升阴法，二连下升气自

---

① 㖞斜：原作"斜㖞"，据同治本改。

升。"两书对比，以《宝鉴》义胜。即取两侧听会穴，耳聋、耳鸣、耳痛均可用升阳法，而耳痒则用升阴、气下法。

男女忽然失音一百六十六法

忽然失音言语难，四关升阳提搓弹，
中冲深深针一十，一寸加捻出血安。

【点评】《宝鉴》："其九哑门穴。忽然失音言语难，四关升阳提搓弹，中冲深深针一寸，加极摇摇出血安。"互参之。

男女忽然眼痛一百六十七法

忽然眼痛血贯睛，提刮加弹真穴难，
搓①得太阳出毒血，不取气上②即自安。

【点评】《宝鉴》："其十已后数目照依轮次不开外。忽然眼疼血贯睛，提刮加搓真穴难，若得太阳出毒血，不取气下即自安。"两书文字基本相同，但以《宝鉴》义胜。忽然眼痛而血脉贯睛，是热毒为患，故仅以太阳一穴出穴即可效，故曰"若得太阳出毒血，不取气下即自安"。太阳是奇穴，故不取真（正）穴而以搓、提、刮、弹等法，曰"提刮加搓真穴难"，取正穴也难取速效之意。

男女眉间疼痛一百六十八法

眉间疼痛要加搓，神庭加搓取热多，

---

① 搓：《宝鉴》作"若"，义胜。
② 气上：《宝鉴》作"气下"，义胜。

若是升阳提按法，一时风至①自然和。

【点评】《宝鉴》："眉间疼痛要搓搓，神庭加搓取热多，若是升阳提按治，一时气至自然和。"两书基本同。眉间疼痛取神庭穴，多以搓法取热，或以提按升阳则可使气至而效。

男女脊膂强痛一百六十九法

脊膂强痛要升阳，闪挫腰痛气下忙，
委中升阳即使下，复使加弹即便康。

【点评】《宝鉴》："脊膂强痛要升阳，闪挫腰疼气下忙，委中升阳即使下，复加摄弹即便康。"两书相同。腰痛委中求，委中是实证腰痛的必取穴。闪挫腰疼有血瘀，故以刺血络放血，"加弹"者，使刺血更多。

男女眼目红赤肿一百七十法

眼目红肿实难熬，外关睛明②治三焦，
睛明弹按出毒血，太阳二关气下高。

【点评】《宝鉴》："眼目红肿实难熬，外关睛明治三焦，睛明弹按出毒血，太阳二关气下高。"两书相同。

男女肾虚腰痛一百七十一法

肾虚腰痛要升阳，即取升阳又升阳，

---

① 风至：《宝鉴》作"气至"，义胜。
② 睛明：原作"清明"，依下文改。

肾俞二穴如有汗，复使下气①即安康。

【点评】《宝鉴》："眼虚腰痛要升阳，即取升阳又升阳，肾俞二穴如有汗，复使气下即安康。"作"眼虚腰痛"，不妥，应以《神书》上下文改作"肾虚腰痛"。肾虚腰痛取穴肾俞，医理通畅。

男女膝盖疼痛一百七十二法

腕骨②能使气上下，膝盖出血按补中，
膝盖③多用加搓法，齐取气上即时功。

【点评】《宝鉴》："腕骨能使气上下，膝盖出血按补中，膝关多用加搓法，齐取气上即时功。"膝痛取手太阳腕骨穴，下病上取者。并以膝关多用搓法取热，两穴均用气上之法而效。

男女寒湿脚气一百七十三法

寒湿脚气先取血，三里升阴及阴交，
加搓绝骨真希妙，后用气下立时消。

【点评】《宝鉴》："寒湿脚气先取血，三里升阴及阴交，加搓绝骨真奇妙，后用气下即时消。"两书基本同。先取血，即先用刺络出血，是两书重视的治法，故有"取血法"之单列，可参之。又，后取足三里、三阴交、绝骨，均是脚上近取之穴方。

---

① 卜气：《宝鉴》作"气下"，义胜。
② 腕骨：原作"脘骨"，据文理改。
③ 膝盖：《宝鉴》作"膝关"，义胜。

男女足头红肿一百七十四法

足头红肿草鞋风，昆仑二穴取血功，
加弹太溪申脉并，上穴上下在针中。

【点评】《宝鉴》："足头红肿草鞋风，昆仑二穴取血攻，加弹太溪与伸脉，上穴上下在针中。"两书基本同。草鞋风，足背红肿，先取昆仑穴刺血，再取太溪、申脉二穴，用弹法通经活络。

男女行步艰难疼痛一百七十五法

行步艰难痛转加，太冲出血提按夸，
三里升阳取气下，昆仑出血妙无差。

【点评】《宝鉴》："行步艰难痛转加，太冲出血提按夸，三里升阳取气下，昆仑出血妙无涯。"两书基本同。

男女膝盖红肿一百七十六法①

膝盖红肿鹤膝风，阴陵气上加搓功，
若用升阴二节取，更消红肿气下松。

男女两臂疼痛一百七十七法

两臂疼痛气攻胸，先灸膏肓四花功，
若针大陵并肩井，升阳升阴在针中。

---

① 道光本、同治本目录及原文均脱一百七十六法，今据《宝鉴》"膝盖红肿"四句补之，其他篇序号仍依其旧。

【点评】《宝鉴》："两臂疼痛气攻胸，先灸膏肓提左功，若针大陵并肩井，升阳升阴在针中。"两书有所不同，以《神书》义胜。

男女两手拘挛一百七十八法

两手拘挛真个疼，曲池外关要升阳，
复使气上即使下，尺泽中渚气下康。

【点评】《宝鉴》："两手拘挛真个疼，曲池外关要升阳，复使气上即使下，尺泽中指气下康。"两书对比，《宝鉴》"尺泽中指气下康"，当改为"尺泽中渚气下康"。

男女肩背红肿疼痛一百七十九法

肩背红肿痛难当，寒热相传吐法强，
若是肩髃提搓战，升阳一次灸无妨。

【点评】《宝鉴》："肩髃红肿痛难当，寒热相传吐法强，若必肩髃提搓战，升阳一次灸无方。"文字及医理以《神书》为胜。肩背红肿疼痛，主取肩髃穴，以提、搓、战法，气至后再加灸法。

男女腹中气痛一百八十法

腹中气疼亦难当，盘盘气海要消详，
中脘大盘施响法，支沟气下即安康。

【点评】《宝鉴》："腹中气痛亦难当，盘盘气海要消详，中脘大盘施响法，支沟气下即安康。"气滞腹痛以气海、中脘，施以盘法疏通气机，再取支沟穴针泻辅之。

男女脾寒之证一百八十一法

脾寒之证最可怜，升阳升阴两相连，
间使后溪同上使，热提冷搓疾自痊。

【点评】《宝鉴》："脾寒之症真可怜，升阳升阴两相连，间使后溪同上使，热提冷搓疾自痊。"两书基本同。

男女九种心疼一百八十二法

九种心疼及脾胃，上脘盘盘要升提，
大陵一使升阳法，关元脾气①定灾详。

【点评】《宝鉴》："九种心疼及脾胃，上穴盘盘要升阳，大陵一使升阳法，关元皮起定灾详。"《宝鉴》原作"关元皮起定尖祥"，今依《神书》改之。心疼即心下胃疼。诸多胃痛、腹痛，可取上脘、关元穴以盘法疏通经气。用大陵穴应为本书经验，其理不详。

男女痔漏之疾一百八十三法

痔漏之病亦可针，里急后重最难禁，
或痛或痒或下血②，二白穴从掌上珍。

【点评】《宝鉴》："痔漏之疾亦可针，里急后重最难禁，或疼

---

① 脾气：据《宝鉴》，当改作"皮起"。
② 下血：原作"下吐"，据医理改。

或痒或血下，二白穴从掌上寻。"二白是治肛肠病奇穴，局部疼痒、出血，甚而里急后重均可取治。

男女三焦邪气一百八十四法

三焦邪气壅上焦，口苦舌干出血高，
金津关冲多出血，少商提利泻三焦。

【点评】《宝鉴》："三焦邪气壅上焦，口苦舌干出血高，金津关中多出血，少商同上泻三焦。"上焦邪热引起口苦、舌干及口舌出血，用少商(手太阴之井穴)、关冲(手少阳之井穴)、金津(奇穴)刺血之法，清泄上焦，临床可法。因此，《宝鉴》"金津关中多出血"，应是"金津关冲多出血"之误。

男女手背红肿一百八十五法

手背红肿连皮痛，液门取血按无偏，
通里一穴加搓法，多下升阳疾自蠲。

【点评】《宝鉴》："手背红肿连皮痛，液门取血按无偏，通里一穴加搓法，多下升阳疾自蠲。"两书同。手背红肿疼痛，热毒所致，取液门刺血消肿，通里搓法止痛，近取则可效。

男女时疫疟疾一百八十六法

时疫疟疾最难禁，穴法升阳要升阴，
后溪奇穴如寻得，多加灸火疾退轻。

【点评】《宝鉴》："时疫疟疾最难禁，穴法从来用得明，后溪上穴如寻得，多加艾火疾还经。"两书基本同。

男女牙痛一百八十七法

牙痛阵阵痛相煎，加搓二间要轻转①，
若是翻胃并吐食，中脘盘盘气海连。

【点评】《宝鉴》："牙疼阵阵痛相煎，加搓二间莫寻偏，若是翻胃并吐食，中脘盘盘气海连。"牙痛属胃火者，以手阳明穴二间轻轻捻转，可止牙痛。若反胃、吐食，取中脘、气海腹部穴以盘法，可止呕吐。

男女心胆虚寒之证一百八十八法

少冲穴在手少阴，其穴功多必可针，
心胆虚寒伸搓补，上焦壅热手中提。

【点评】《宝鉴》："少冲穴在手少阴，其穴功多何必针，心饥虚寒依次补，上焦壅热手中寻。"以《神书》义胜。少冲穴在小指末节桡侧，距指甲角0.1寸，心经之井穴。上焦壅热以提泻法，心胆虚寒以搓补法。

男女乳蛾②之证一百八十九法

乳蛾之证针次医，急用金针提泻治，
若还迟滞人难救，少商出血要伸提。

---

① 转：原作"传"，据同治本改。
② 乳蛾：原作"乳鹅"，据文义改，下文同。

【点评】《宝鉴》："乳鹅之症最难医，忽用金针并可治，若还迟滞人难救，少商出血最相宜。"少商出血医家均知，《神书》强调伸提手法以泻，更加明确。又，《宝鉴》"乳鹅之症最难医"四句在"少冲穴在手少阴"四句之前。

男女咳嗽风涎一百九十法

咳嗽风涎及冷痰，列缺穴内金针堪，

太渊伸补肺咳嗽，此穴升阳艾火兼。

【点评】《宝鉴》："咳嗽风涎及冷痰，列缺穴内用针堪，太渊亦脉治咳嗽，此穴尤宜艾火燃。"两书基本相同。咳嗽风涎及冷痰，取以手太阴肺经穴，列缺为络，太渊为原，原络相配之成法，故可师法。

男女痴呆之证一百九十一法

痴呆之证取气上，复取升阳要升阴，

神门提按刮战法，三里取下即安康。

【点评】《宝鉴》："痴呆之症取气上，复取升阳要升阳，神门提按刮战法，三里取下便安康。"痴呆之症，上取神门，强调用提按、刮战手法，得到强烈针感，使气向上。又下取足三里，用气上补法升阳，使气行向上，此《宝鉴》"复取升阳要升阳"，也就是"痴呆之症取气上"之义。因此，《神书》之"复取升阳要升阴"句宜以《宝鉴》为据，改成"复取升阳要升阳"。

又，《神书》注重临床，用穴独特，配伍精当，为多种疾病的治疗提供了新的思路。如书中此段，选穴神门和足三里，配穴精炼。从益智针灸的发展看，痴呆病证选取心经之神门、胃经之足三里治疗，确有独到经验，为后世医家所认可。尤其是神门良好的益智作用逐渐被广泛认识。从而进一步扩大了益智针灸的应用范围，丰富了益智针灸的研究内涵。

男女连日虚烦一百九十二法

连日虚烦面红妆，心中怒发亦难当，
通里奇穴如寻得，金针一试便安康。

【点评】《宝鉴》："连日虚烦面红妆，心中怒艾亦难当，通里二穴如寻得，金针一试便安康。"两书基本相同。虚烦面红易怒，取通里穴泻心火而除虚烦，医理通畅明确。

男女风涎烂眼一百九十三法

风涎烂眼可怜人，泪出汪汪受苦辛，
大小骨空升阳法，艾火须当诚得真。

【点评】《宝鉴》："风涎烂眼可怜人，泪出汪汪受苦心，大小骨空亦皆妙，艾火须当试得真。"两书基本同。风涎烂眼应当为风弦烂眼，相当于睑缘炎。眼睑赤烂，两眼流泪，大、小骨空治之有效，可以麦粒灸法。

妇人吹乳一百九十四法

妇人吹乳肿不消，大阴①针入升阳饶，

---

①　大阴：据《宝鉴》，当改作"太阳"。

少泽穴内摇补后①，吐得风涎疾便消。

【点评】《宝鉴》："妇人吹乳肿不消，太阳针入理偏饶，少泽穴内分明补，吐得风涎疾便调。"可互参之。少泽穴属手太阳之井，吹乳即乳吹，乳房结胀不消，以少泽穴清热泻火，故以《宝鉴》"太阳"为是。至于本书之用摇法，须在临床上得到验证。

男女满身热虚证一百九十五法

满身发热是虚证，淋淋盗汗变成劳，
百劳妙穴搓提上，先升阴后升阳高。

【点评】《宝鉴》："满身发热是虚症，淋淋盗汗变成劳，妙穴椎骨上下看，金针补泻法为高。"《神书》有百劳穴及相应手法，百劳在大椎穴旁，善治虚劳身热，故《宝鉴》有"妙穴椎骨上下看"之说。

男女肾虚小便多一百九十六法

若是肾虚小便多，搓补起又升阳可，
命门若要升阳补，肾俞加艾自安和。

【点评】《宝鉴》："若是肾虚小（原作"少"）便多，液门起动奈如何，命门若得金针取，肾俞加艾自然和。"肾虚小便多，用命门针补升阳，肾俞艾灸温补，理法确当。至于为何《宝鉴》用液门，似难判定。

---

① 后：原脱，同治本同，据文理补。

男女九般痔漏一百九十七法

九般痔漏最伤人，承浆升阳效如神，
更有一名长强泻，大痛吟呻得①穴针。

【点评】《宝鉴》："九般痔漏最伤人，承浆穴内妙如神，更有一名长强穴，大痛呻吟得穴真。"两书基本同。痔漏肛门疼痛难忍，远取任脉承浆，近取督脉长强，针刺有效。

男女膏肓二穴一百九十八法

膏肓二穴法内强，穴法从来难度量，
穴禁不针宜着艾，千壮之后也无妨。

【点评】《宝鉴》："膏肓二穴法内强，穴法从来难度量，穴禁不针宜着艾，千壮之后身自亨。"两书基本同。艾灸膏肓穴有强壮作用，所谓"千壮之后身自亨"。但胸背部皮肉浅薄，故主张艾灸而不针，亦"穴禁不针宜着艾"之义。

男女肝经血少眼目昏花一百九十九法

肝家血少目昏花，升补肝俞力便加，
更须三里升阴泻，先还血养定无差。

【点评】《宝鉴》："肝家血少目昏花，宜补肝俞血更加，更针三里频泻动，先还血盖定无差。"两书用穴同，手法略异，《神

①　呻得：原作"得呻"，据同治本改。

书》升阳补肝俞，升阴泻足三里，更为贴切。

男女脾家之证二百法

脾家之证有多般，翻胃吐食两证看，
黄疸亦须腕骨灸，金针中脘用盘盘。

【点评】《宝鉴》："脾家之症有多般，翻胃吐食两症看，黄胆亦须腕骨治，金针中脘补能安。"从医理言，《神书》更为贴切。

男女伤寒无汗二百一法

伤寒无汗泻复溜，汗多升阳搓战收，
若是搓战汗不止，合谷按动脉还浮。

【点评】《宝鉴》："伤寒无汗按复溜，汗多升阳搓战收，若是搓战汗不止，合谷汗动脉还浮。"两书基本同。泻复溜、补合谷，是治无汗之法，此方的关键是提出了具体手法。

男女大便闭塞二百二法

大便闭塞不能通，照海分明在足中，
更取支沟来提动，始知妙穴在其功。

【点评】《宝鉴》："大便闭塞不能通，照海分明在足中，更取支沟来泻动，始知妙穴有奇功。"两书基本同。方用照海补足少阴，支沟泻手少阳，故《宝鉴》之法更为确切。

男女小腹胀满二百三法

小腹胀满气攻心，内庭提泻用针明，
两足有水临泣泻，若还无水方①宽心。

【点评】《宝鉴》："小腹胀满气攻心，内庭穴内用针明，两足有水临泣竭，若还无水用宽心。"两书用穴同。内庭穴提泻以泻阳明，两足水肿泻足临泣以泻少阳，以《神书》手法更为明确。

男女七疝偏疼二百四法

七疝偏疼搓大敦，提按出血在指中，
不使浮沉并气上，曲骨盘盘显妙功。

【点评】《宝鉴》："七疝偏疼取大敦，提拙出血在指中，不使浮沉并气上，曲骨盘盘显妙功。"《神书》方更为确切。疝，多为肝经病，故以肝经穴大敦搓后提插出血为主。后用曲骨穴近取之，腹部穴法以盘通经气。

男女浑身疼痛二百五法

浑身疼痛即升阳，不定穴内提按详，
有筋有骨须浅刺，有艾升阴要升阳。

【点评】《宝鉴》："浑身疼痛疾非常，不定穴内宜细详，有筋有骨宜浅刺，着艾临时要度量。"可互参之。

---

① 方：原作"放"，据文理改。

男女劳宫穴手背生疮二百六法

劳宫要升阳提循，满手生疮泻督清，
心胸之间大陵提，气攻胸膈摄提针。

【点评】《宝鉴》："劳宫穴在手少阴，满手生疮最苦辛，胸疾太陵宜用泻，气攻心膈一般针。"两书比较，以《神书》义胜。太陵即大陵。诸痛痒疮皆属于火，满手生疮，取大陵、劳宫泻心火而效，验之临床有效。

男女哮喘之证二百七法

哮喘之证提摄忙，液门摄提气相当，
天突一穴专提泻，膻中一穴泻安康。

【点评】《宝鉴》："哮喘之证最难医，夜间无睡气遑遑，天突一穴如寻得，膻中一艾便安康。"两书有所不同。哮喘气促难以平卧，天突、膻中针刺，降气平喘而得效。至于液门穴治哮，有待临床验证。诚然，气会膻中，用针用灸，须根据具体情况而定。

男女鸠尾独泻五般寒痫二百八法

鸠尾独泻五般痫，此穴盘盘深提看，
若得老师神妙手，金针深提是神仙。

男女气喘撺证二百九法

气喘伸提如神仙，先升阳来后升阴，

若得璇玑刮泻安，更盘气海上下行。

【点评】《宝鉴》："气喘绵绵不得眠，何当日夜苦相煎，若得璇玑真妙诀，更针气海疾安然。"两书取穴同，璇玑在胸，气海在腹，两穴是降气平喘穴组。两书比较，《神书》手法更加明确，可互参之。

男女乳弦疾证二百十法

乳弦①疾气上冲心，气海盘搓救死人，
关门②提泻大敦并，二风提搓得安宁。

【点评】《宝鉴》："乳弦疾气发如频，气上冲心欲死人，关门后刺大敦穴，二风和识得其真。"两书不同，可互参之。

男女水病之证二百十一法

水病之证盘搓消，满腹虚胀搓摄条，
先泻水分③提水道，后针三里泻阴交。

【点评】《宝鉴》："水病之症最难熬，满腹虚胀亦不消，先灸水分通水道，次针三里及阴交。"水病腹胀当作臌胀，治以利水，取水分、水道针泻以搓、盘之法，并针足三里、三阴交健脾利水。诚然，也可依《宝鉴》艾灸水分、水道以温通者。

---

① 乳弦：原作"乳强"，今据《宝鉴》改。目录同。
② 关门：原作"间门"，据《宝鉴》改。
③ 水分：是穴，原作"分水"，据医理改。

男女肾气冲心之证二百十二法

肾气攻心取盘盘，搓用金针取艾齐，
盘盘关元泻带脉，攻效处处显神通。

【点评】《宝鉴》："肾气冲心最难治，须用金针按着脐，若得
关元并任脉，功成处处显明医。"两书有所不同，以《宝鉴》义胜。

妇人赤白带①二百十三法

妇人赤白盘搓全，下元虚损盘盘安，
中极盘多宜泻少，搓补圆盘仔细看。

【点评】《宝鉴》："妇人赤白亦难治，下元虚损不能安，中极
补多宜泻少，着艾尤宜仔细看。"下元虚损所致带下，取穴中极，
两书相同，但治疗有所不同。《神书》针刺以盘法、搓补手法为
主；《宝鉴》补多泻少，而着重艾灸温补。

男女伤寒七日过经不传二百十四法

伤寒过经死不鲜，要提期门向上刮，
气喘提泻摄提来，三里提泻在用心。

【点评】《宝鉴》："伤寒过经犹未解，须向期门穴上针，忽然
气喘攻心膈，三里泻多须用心。"两书有所不同，以《宝鉴》义胜。
伤寒过经不解，须刺期门，是《伤寒论》第108、109条。

---

① 妇人赤白带：原作"妇人赤白证"，据医理改。

男女脾泻五脏虚寒二百十五法

脾泻五脏虚寒气，天枢升阳搓无差，
此是上搓下升移，气上气下搓更加。

【点评】《宝鉴》："脾泻之症更无他，天枢妙穴刺无差，此是
五脏虚寒气，艾火功多疾便佳。"两书有所不同。《神书》强调手
法，如天枢以升阳搓法为主。而《宝鉴》则强调虚寒，当以天枢
艾灸温通。

男女口气之病二百十六法

口气之疾战提全，上升阳来下升连，
大陵升阴人中仙，泻后清凉口气蠲。

【点评】《宝鉴》："口气之症不可增，只因辛苦用劳心，太陵
泻动人中动，心凉口气自然清。"较《神书》文理通畅而可行。口
气秽浊，因劳心而致者，取手厥阴原穴大陵泻心火，督脉穴人中
清心神，自然可以取得心凉而口气清之效。

男女八段补泻二百十七法

呵为呼兮吹为吸，分明须要呼吸之，
与大泻时呵三四，却还补后却三吹，
往来气血通经络，上下皆和自转移，
三呼三吸知左右，有人会的是明医。

男女手指补泻二百十八法

手指全凭巧妙机，须知轻重与高低，
高者常加随手转，低者用力莫相亏，
轻将手指微微补，重泻须交紧转移，
此是手指微妙法，有人会的是良医。

男女针头补泻二百十九法

此般补泻号针头，全仗金针手内收，
重刺恐伤筋与骨，轻来犹恐病难由，
补泻轻重知分寸，莫使针头胡乱游，
此是针头玄妙法，学人仔细记心头。

男女子母补泻二百二十法

补泻还从补泻知，从头一一尽须依，
左行三次针方补，右转三遭泻不亏，
三次三遭依法使，三移三转自然可，
三三如九依方数，妙法神针号指微。

男女虚实补泻二百二十一法

虚实补泻要消详，补虚泻实是为良，
实泻之时应得愈，却加虚补更无妨。
莫然虚泻还须补，休说实时泻最良，
若还补泻知分寸，为医下下永传扬。

男女提按补泻二百二十二法

提按补泻最用心，虚实轻重指头中，
虚时要补还轻手，实泻须知手要重，
上下高低随手起，往来提按用神针，
若然补泻知分寸，此法幽微胜似金。

男女阴阳补泻二百二十三法

从来补泻按阴阳，气血还交日下详，
但遇阳日①须气旺，若逢阴日血永昌。
阳经阳府随阳转，阴络阴府阴脏传，
此是阴阳补泻法，其中知者是贤良。

男女迎随补泻二百二十四法

迎随补泻要须知，逆手为顺逆手推，
欲要补时随手转，若将泻后用逆随，
下针须知深与浅，王纂针妖凭此法，秋夫疗鬼用神机。

男女流注补泻二百二十五法

流注针轻不易求，呼吸临时在手头，
呼②下针时头顺转，吸时须向逆中救。

---

① 日：原作"迁"，据下文"阴日"改。
② 呼：原作"初"，据下文"吸时须向逆中救"，改为"呼"始通。

男女手指补泻二百二十六法

推按进搓以为补，退动提轻①是为泻，
慢按急提冷冰水，急按慢提如火热，
先浅后深补之热，先深后浅泻之凉，
若还补泻知进退，为医效验最高强。

男女穴法浅深手指二百二十七法

穴法浅深随指中，砭焫尤如足妙功，
劝君要识诸般疾，神传琼瑶手法通。

【点评】此段在《宝鉴》列于"用穴道手法诗式号"，曰："穴法浅深随指中，砭焫尤佳是妙功，劝君要识诸般疾，何不当求手法通。"

论男女五脏六腑②十二经图说二百二十八法

三阴三阳十二经，心主君神明出焉，
肺乃相傅治节度，肝在外阳取血先，
脾之谏议公正理，肾乃升阳气上言。
胆之在下三寸头，膻中专泻喜乐坚，
小肠受盛为化物，大肠传送变化专，
于此三经取下法，三焦决渎水道潜，
膀胱州都津液出，五脏六腑总皆然。

---

① 轻：原作"经"，据医理当改作"轻"。
② 五脏六腑：原脱"六"字，据下文"五脏六腑总皆然"补。

琼瑶后传手法二百二十九法

至今传此妙穴法，上下分明气不差，
大师传下诸穴道，说与他人理便佳。

男女分膀胱大小肠二百三十法

大肠及小肠，胃脘是本乡，
膀胱借肾水，一十六丈长。

男女论骨节经脉二百三十一法

毫如草木体如天，肢节参差度亦然，
经水常流源海纳，天河涌溢地河连。

治腰腿酸疼二百三十二法

委中气下血相应，补刮昆仑七次通，
左取七盘精宫处，重加法补在人用①。

治肾虚腰疼二百三十三法

肾俞先提后摄针，搓搓捻捻用其心，
委中气下出血愈，再补承山指内循。

---

① 用：原脱，同治本同，据文义补。

治腰脊强仰俯不得二百三十四法

至阴用泻灸无妨，血取委中即便康，
肾俞加三从其补，刮提七次正相当。

治闪挫腰胁痛二百三十五法

腰间闪挫泻人中，尺泽先将气下冲，
肾俞泻先刮先后，委中气下血流通。

治腿酸疼痛麻二百三十六法

环跳从来气下行，还将风市补当呈，
后提刮取重加灸，提动阳陵气下平。

治单腹胀鼓血气等痛二百三十七法

左右七盘中脘间，重加左刮七遭还，
气海提补多刮取，三里提补泻内关。

【点评】《宝鉴》单蛊腹胀："中脘左盘七、右盘七，七左刮、气海先提后补，多刮七次、内关泻、水分灸、食关左盘右补，在中脘开二寸。"说明《神书》方歌是据《宝鉴》方和相应手法编成的。其方是中脘为腑会、胃之募穴，腹部穴以盘法，再用刮法；气海穴先提、后补，多以刮法；足三里补，内关泻，健脾和胃。至于水分艾灸温通，食关针刺以盘法、补法，是《宝鉴》方，《神书》无此二穴。

治心①胸疼痛二百三十八法

心胸疼痛最难当，先泻大陵气下忙，
有积内关痛甚泻，左盘中脘艾加详。

又治心胸疼痛二百三十九法

上脘右盘灸又加，三提四补内庭夸，
四转七弹出血准，下升三里灸无差。

治腹中痛二百四十法

腹中疼痛泻内关，四补三提内庭间，
三转七弹皆出血，左盘中脘右盘攀。

又治腹中疼痛二百四十一法

丹田腹疼灸多安，左右盘来七七单，
三里忙将气下取，当时疼痛气遂宽。

治脚气红肿生疮二百四十二法

脚气②疼来又生疮，不生血海气荣昌，
太冲三里行间血，提泻昆仑七遍多。

① 心：原脱，据下文补。
② 脚气：原作"气脚"，据文义改。

治疟疾二百四十三法

脾寒病证两相侵，此法升阳又升阴，
间使后溪兼取用，热提冷搓在其针。

治口眼㖞斜二百四十四法

口眼㖞斜气不传，升阳搓取地仓前，
升阳㖞左搓用右，㖞右升阳搓左旋。

治中风不语二百四十五法

不语中风气上升，中冲加捻见浮沉，
涌泉即使升阳法，取气行时显有能。

治两手拘挛半身不遂二百四十六法

两手拘挛取曲池，外间①升阳至阳移，
加持气上忙催下，泽渚②相间气下随。

治偏正头风二百四十七法

偏正头风左右攻，加搓百会指中穷，
风池上下升阳取，束骨双行针使通。

---

① 外间：外关、间使。
② 泽渚：少泽、中渚。

治眼目肿痛二百四十八法

眼目肿痛实难煞，攒竹提来泻最高，
合谷忙将气下取，晴明提刮血渐消。

治耳聋二百四十九法

耳聋委中要升阳，听会蝉鸣搓又弹，
委中三里当气下，翳风穴法照前行。

治咳嗽有红痰二百五十法

红痰咳嗽病传深，提补百劳灸共针，
肺俞提从按刮弹，补从列缺艾加临，
仍将三里取气下，脾俞补来提用心，
中脘盘盘膏肓灸，四花提补妙中寻。

【点评】《宝鉴》咳嗽红痰："百劳先提后补、肺俞三椎下开一寸五分、先提按后刮泻、列缺后补、三里气下；不止，四花先提后补、中脘盘、肾俞先提补后刮泻五七次、膏肓、脾俞。"

两书对照，可见《神书》此段出自《宝鉴》。细析之，《宝鉴》方分两步：先取百劳、肺俞、列缺、足三里；咳嗽不止，则取四花、中脘、肾俞、脾俞、膏肓，更加合理。

又，本书二百五十法、二百五十一法、二百五十二法、二百六十五法、二百六十七法、二百六十八法、二百六十九法、二百七十三法8方，分别相当于《针灸大成·治症总要》第80、81、82、91、95、99、94、108方，而这部分内容又引自窦氏针灸的《针灸集成》处方集。以下相关各条，不再重复。

治吐血二百五十一法

吐血右盘中脘边，中提七次刮战旋，

左盘气海循七次，五遍中提灸自然，

三里灸来气上下，膻中泻动灸无偏，

乳根若灸二三壮，肺俞提按刮战传。

【点评】《宝鉴》吐血："中脘盘上二七次，中提五次，刮摇出针、气海盘上二七次，中提五次、三里气下；不退，膻中泻、脾俞先提按后刮战、腰痛肾俞先提后补刮。"

两书对照，可见《神书》此段出自《宝鉴》，唯最后二句歌诀和《宝鉴》方不同。《神书》方取中脘、气海固本，均以盘法为主，足三里气下降逆，若吐血不退取膻中泻动，乳根艾灸二三壮，肺俞提按刮战。值得注意的是，古时吐血多肺劳，习以艾灸如气海、膻中、乳根等。

肺壅咳嗽二百五十二法

肺壅咳嗽泻膻中，肺俞先提后补攻，

三里烧来取气下，先提后补列缺同，

曲池要补咳生呕，中脘盘盘三次通。

穴法已分先后取，其中妙用要依从。

【点评】《宝鉴》肺壅咳嗽："脾俞先提后刮泻、膻中泻、足三里取气下；不退，列缺先提后补、曲池补；呕吐不已，灸中脘，盘摄二三次"。

两书对照，可见《神书》此段出自《宝鉴》。《神书》方取肺俞，《宝鉴》取脾俞，两书有异。取穴其义昭然，无多辨析。但有咳甚致呕吐，则取中脘穴以盘法和胃止呕。

治牙齿疼痛二百五十三法

牙齿阵阵痛相煎，吕细升阳出血先，
专取升阳三里上，牙疼法度得仙传。

治疝气偏疼二百五十四法

七疝偏疼取大敦，加将提按血流奔，
大盘曲骨关元取，升上阴交使下升。

【点评】《宝鉴》七疝法："七疝偏疼取大敦在足大指外侧，去爪如韭叶大，大敦出血用针弹，曲骨大盘不用摄在脐下五寸毛际中，三阴升阳气便行，再取气上使即下，关元气海用盘明，申脉微使上气法外踝下赤白内际，连用气下即安宁。"

两书对照，可见《神书》此段出自《宝鉴》。以《宝鉴》文字判定《神书》方歌则义自明。七疝偏疼属足厥阴病，以足厥阴井穴大敦弹针出血为主；后近取任脉穴曲骨、关元，以大盘法；然后取三阴交穴以升阳气上，待气上后再以气下，这就是《神书》"升上阴交使下升"的意思。

治小水不通二百五十五法

小水不通在丹田，大盘摄动利用旋，
阴交先上又取下，提动时间似涌泉。

【点评】《宝鉴》下小水法："要下小水在丹田脐下三寸，三阴升即气下痓内踝上三寸，再加丹田大盘摄，三阴二穴升阴先，升阴复取气下法，小水胞中胀自消，若胀小水伸提起，速下小水即自行。"

治转食病二百五十六法

攻医转食取盘盘，中脘提搓摩自然，

气上加搓通使用，伸提要补又加弹。

【点评】《宝鉴》转食法："转食病症取盘盘，中脘加提要搓摩，脐上四寸加搓法，提补加弹血便和。"

两书比较，意思相同而以《宝鉴》文字通畅。转食呕吐脘痛，取腑会、胃募中脘穴和胃降逆，理气止痛。腹部穴主以盘法，又提补中加以搓摩，最后又加弹针，促使经气速至。

治大便闭结二百五十七法

便闭支沟气上攻，升阳三里要搓松，

搜松皮吸针头住，再使伸提即便通。

治足不能行懦弱无力二百五十八法

太冲气下又弹针，取血昆仑妙理深，

前穴无功三里下，三阴交处摄相回。

治偏坠红肿二百五十九法

阑门穴取右盘①寻，左取盘盘提出针，

海底二分②针头用，大敦出血灸如金。

---

① 右盘：原作"又盘"，据《宝鉴》改作"右盘"，如此可与下文"左盘"契合。

② 二分：据《宝鉴》，当改作"三分"。

【点评】《宝鉴》阴虚偏坠红肿："阑门在曲骨傍三寸，先右盘，后左盘，中提出血、海底三分，出血、大敦出血。"说明《神书》方歌是据《宝鉴》方和相应手法编成。

治木肾不痛肿如升斗大二百六十法

归来七壮右盘①旋，取动阴交气下全，
照海重加烧七壮，棱针出血效仙传。

【点评】《宝鉴》外肾不痛肿如升斗："归来在水道穴下二寸，左盘，灸三次、阴交气下、照海出血，独阴灸"。说明《神书》方歌是据《宝鉴》方和相应手法编成的歌诀。归来左盘，加灸七壮；阴交穴行气下法，泻之；照海穴，艾灸七壮后，再以三棱针出血。木肾，即阴囊(外肾)肿胀而不痛者。寒湿为病，故归来、照海各七壮，艾灸温通。并取足少阴照海穴，针刺出血。《宝鉴》方尚有阴囊独阴穴近取艾灸，临床也可取用。

治肾气冲心二百六十一法

上脘七遭左右盘，关元提取右盘端，
大敦灸火三五壮，照海之中出血欢。

【点评】《宝鉴》肾气冲心："上关左右盘七次；关元中间，先提、后右盘七七；照海出血，大敦灸"。说明《神书》方歌是据《宝鉴》方和相应手法编成。上关穴在耳前面上，治肾气冲心不妥。《神书》以腹部心下之上脘穴，左右各盘7次，治其上；关元穴居任脉，

---

① 右盘：据《宝鉴》，当改作"左盘"。

脐下 3 寸，先提、后右盘，治其下；足厥阴之井穴大敦，麦粒灸三五壮，治肝；足少阴照海穴，三棱针刺血治肾，是有效针灸方。

治虚损骨①蒸劳瘵二百六十二法

肺俞先提补刮行，膏肓艾灸百劳迎，
膻中喘泻三里下，提刮涌泉补要明。

【点评】《宝鉴》虚损骨蒸劳瘵："肺俞先提后补，刮二七次，年老灸、膏肓年小灸魄户，在三椎开二寸。有热灸百劳、三里气下，有气喘灸膻中泻，涌泉七提七刮补。"

两书比较，《神书》方歌显自《宝鉴》出。虚损骨蒸劳瘵，先取肺俞针补以提刮法，补肺滋阴；骨蒸有虚热，取膏肓、百劳艾灸，是古时常规；有热针足三里气下，喘灸并针泻膻中；然后取足少阴井穴涌泉，也以提刮补法，滋肾清热。

治妇人横产手先出者二百六十三法

妇人横产命难存，符药诸般无效门，
右脚尖头小指上，艾加三壮灸还魂。

治妇人产后胎衣不下二百六十四法

胎衣不下最伤人，合谷全凭三补呈，
刮要三来战七次，阴交气下泻相因。

---

① 骨：原脱，据《宝鉴》补。

治妇人难产二百六十五法

妇人难产命将倾，合谷先当补左迎，

气下忙将阴交取，至阴提补二三行。

【点评】《宝鉴》妇人难产："合谷_{先补，出血}、三阴交取气下，至
阴_{补提二次}。"

两书比较，《神书》方歌显自《宝鉴》出。难产用合谷先补，
三阴交后泻，是催产常规。又有足太阳井穴至阴穴，也是调整胎
位的要穴。合而用之，或有所效。

治妇人月经不通二百六十六法

经事不行月数过，大盘中极摄盘那，

搓搓摄下阴交取，再用伸提功效多。

治妇人赤白带下二百六十七法

带下赤白相兼行，右盘气海七七迎，

左盘中极后提补，三里灸来气上升，

提动精宫右盘七，白环①提战数遭平，

阴交气下肾俞穴，三次泻提要分明。

【点评】《宝鉴》妇人赤白带下秽臭不收："气海_{左盘七七次，匀转}
_{五次出}、中极_{右盘七七后，提补五次}、三里气上，病人根本灸七壮二七不收后、

---

① 白环：原作"白还"，据文理改。

精宫先提后右盘七七次、白环俞二十一椎下开一寸半，先战七七次、阴交取气下　肾俞用泻提三次。"

两书比较，《神书》方歌显自《宝鉴》出。妇人赤白带下秽臭不收，取用右盘气海、左盘中极；足三里气上法，并以艾灸温通；三阴交气下法，肾俞针泻慢提；又以白环俞提战法，疏通太阳经气。

治妇人五心烦热头目昏花二百六十八法

心俞先针提刮通，劳宫泻取七提中，
忙将三里加气下，用涌泉凭出血功。

【点评】《宝鉴》：妇人五心发热头目昏花："劳宫泻提五七次、三里气下、涌泉出血、合谷先补后提、少府手小指本节陷中、至阳灸。"两书穴方有所不同，但主穴及相应手法基本相同。劳宫为手厥阴之荥穴，泻提以清虚热；涌泉是足少阴之井穴，出血以泄热。除用两个主穴外，还取足三里气下，此两书相同处。此外，《神书》取心俞提刮，是清心虚热。《宝鉴》取合谷、少府、至阳，治妇人五心发热头目昏花，与《神书》又有不同。

治妇人经事不调二百六十九法

中极先盘左先遭，加提再补右盘高，
泻盘气海阴交下，肾俞泻提补骨劳。

【点评】《宝鉴》治妇人经水不调："中极右盘十七，后盘五，提七七、三阴交气下、气海泻三次，盘七七次、肾俞泻提补"。两书方同。《神书》方之阴交，应是三阴交。

治伤寒无汗二百七十法

合谷先提后补当，曲池泻按刮无伤，
液门出血复溜泻，绝骨泻提气下忙。

【点评】《宝鉴》伤寒无汗："合谷先提后补、曲池气下，泻后提刮、复溜泻、绝骨先泻提，气下、液门出血。"两书方同。补合谷，泻复溜，是无汗针方成法。至于其他三穴，曲池、绝骨气下以泻，液门出穴，均是祛邪之法。

治伤寒小便不通二百七十一法

阴陵气下补三回，七次关元盘右陪，
再取阴交凭气下，便中小水急相催。

治伤寒后发黄并斑二百七十二法

百会泻提刮正中，曲池提战要相攻，
委中行间当出血，合谷全凭泻闪通。

治伤寒自汗不止二百七十三法

伤寒自汗不能收，合谷全凭泻内投，复溜穴处专用补，内庭提刮泻中求。

【点评】《宝鉴》伤寒汗多不止："内庭提刮泻、复溜补、合谷泻，此法治上身有汗不休。"

两书方同。自汗，泻合谷，补复溜，是常法。可参无汗补合谷，泻复溜例，见"男女伤寒无汗二百一法"。又，内庭是足阳明之荥穴，提刮以泄阳明之热，也是止汗治本之道。

琼瑶七星针二百七十四法

项强头疼痛不禁，试针须使后溪寻。
背中臂膀肩中痛，中渚如针真万金。
腹与夹脐疼不休，阴陵穴中水无忧。
疟癖胃寒留三里，胸中疼痛大陵求。
两胁阳陵痛更悠，腰膝疼痛委中瘳。
世上黄金容易得，七般针法少人收。

琼瑶辨证二百七十五法

观色察形证，何经病所侵，用针明补泻，得穴辨浮沉，
上下之顺逆，四时寒热针，医人如会此，一刺真千金。

又曰二百七十六法

荣卫不通万病侵，百般疼痛肚中生，
大小风疼在四梢，千般疮髓在皮侵，
若用医工玄妙法，除是飞腾水火针。
一针五脏都针遍，通身疼痛一针攻，
针针调阳补阴经，春刺浅兮秋刺深，
安详仔细用心寻，迎随补泻知逆顺。
得效针候定浮沉，万万退价值千金，

一穴能分鬼神哭，邪神岂敢更来侵，
虽不医枯骨还魂，金针到处时见宁，
十代明医留针赋，凡夫遵古显神功。

刺病奇书二百七十七法

昨独三更日正午，泥里推车荡尘土，
有人会得此般语，五五都来二十五。

又曰二百七十八法

六天如意妙幽玄，秘密提搓最为先，
迎随自然调荣卫，飞腾妙刺圣人传。
上下交经分左右，一二三四是根源，
在五常人会如此，神仙妙诀莫轻言。

砭门秘诀二百七十九法

补法：推，用手双指顺撩下也，三次亦谓之济审。用手探其针，皮外紧，即用纳法也。迫，用大指顺针迫撩①也。三次纳，如气不至，用双指将针②轻纳动三次，使其气至，补也。

泻法：旋紧即用法也。刮，用手次指按针头，用大指甲刮上也，三次。揭，用手双音灭机上也，三次，亦谓之泻。剥，用双手指提针头，提上三次，使其气至也，泻也。

又曰：男泻，大指向内；男补，大指向前。女泻，大指向前；女补，大指向内。

---

① 迫撩：原作"泊潦"，据上文改。
② 针：原作"指"，据文理改。

歌曰二百八十法

子午流注号飞腾，十二穴中取功能，
刺病疗病无不效，移病住疼有神灵，
能调五脏诸病疾，善治三焦气血行，
添凉除热减疼痛，动指经通救世人。

男女阴阳补泻二百八十一法

世人夫妇能阴阳，针法诀定阴阳行，
后学之人莫相疑，神应飞腾取病疾，
若君不言真妙诀，试看神针巧发机。
先浅后深以为补，先深后浅以为泻，
左捻遂呼补气虚，吸来里转泻心俞，
夫妇人相反此用，诸公会此能神医。

琼瑶秋夫疗鬼二百八十二法

秋夫撩鬼十三穴，并针三四鬼自通，
又针九穴左右取，鬼穴自然使利身。
一针鬼宫人中泻，二针鬼信少商中，
三针商阳为鬼腹，四针隐白鬼皮行，
五泻昆仑为鬼足，六针风池鬼项筋，
七砭颊车鬼腮上，八针承浆鬼唇中，
九针上星为鬼头，十针灵道鬼心宁，

十一阴交会三壮，十二尺泽少泽针。

十三鬼穴都针过，猖神恶鬼永无踪①。

【点评】十三鬼穴又称十三鬼针，出《备急千金要方》，是古代治癫狂等精神病证的有效穴组。今多指鬼宫人中，鬼信少商，鬼垒隐白，鬼心大陵，鬼路申脉，鬼枕风府，鬼床颊车，鬼市承浆，鬼窟劳宫，鬼堂上星，鬼藏会阴（男）、玉门头（女），鬼腿曲池，鬼封海泉。也有称徐秋夫所传者，录于《针灸聚英》，即人中神庭风府始，舌缝承浆颊车次，少商大陵间使连，乳中阳陵泉有据，隐白行间不可差，十三穴是秋夫置。和本书歌诀不尽相同。

提按补泻二百八十三法

提按进搓循足补，退动提刮是为泻，
急提泻刮冷水冰，急按搓盘如火热。
若泻先吸后呼取，先呼后吸补之说。
先深后浅泻中用，春夏亦然真妙诀，
先浅后深实是补，秋冬依此从其特。
若气行行麻者知，血行痛者针妙绝。
气上上行何所知，上刮七遍战七揭，
气下依然要取下，七刮七战气下泄。
补之大指向前推，泻之大指向后撤，
若进向里捻如然，若退向外捻方得。
《琼瑶神书》无价宝，誓祝非传子孙灭。

【点评】"琼瑶真人十段锦周流气上气下秘诀二十一"有"此是

---

① 踪：原作"跐"，音误，故改。

琼瑶十段锦，提按千金不换之""琼瑶提按留真诀，方知速效有神机，《素问》《难经》分补泻，此法提按少人知"等，以着重领会提按手法真义为要。

三阳三阴配合上足脏下手腑气血多少补泻循提二百八十四法

太阳膀胱并小肠，少气多循补补良。

多血多气提循泻，阳明胃脘大肠旁。

血少气多循补刮，少阳胆至三焦乡。

少血多气补循提，太阴脾脏肺经藏。

血少气多下刮战，少阴肾脏手心堂。

厥阴肝脏心包络，气少血多泻补昌。

上足下手依经取，提循气血内中详，

琼瑶誓愿莫轻泄，簇寿遭刑命难当。

【点评】此法讲述十二经血气多少的相应手法规律。

琼瑶真人汗吐下三法

汗法二百八十五法

先取复溜二穴、太冲二穴、外关二穴。

先用气上一次，搓数十次，补七次，又搓数十次，又补三次。汗微出，极重搓数十次，又用气上一次，重按停呼五度，大搓数十次，又用复溜，气下重按一次。汗出不止，用合谷二穴收半，上按三，提三，刮七止；复溜气上，重纳按刮补，收汗效如神。

以此为妙，更有些些活法，不可细推穷头。一次用呼吸三十度，二次用呼吸二十五度。

【点评】《神书》详述汗法："汗法二百八十五法"不仅详细具体地记载了汗法的配穴处方、操作手法及实施步骤，还针对用汗法后汗出不止的情况设有止汗之法，以免损伤正气。认为针刺汗法的具体施用，是通过处方配穴和操作手法等多种方法的配合来达到目的。如针刺合谷有疏风解表之效，配复溜泻之以发汗；合谷配太冲为"四关"，可疏风清热，配外关祛风散邪。诸穴合用而奏疏风祛邪、发汗解表之功。主治感受风寒的恶寒发热、脉浮、无汗表证。在手法上，针刺汗法多用气上补法，并重用搓法数十次，惟复溜用气下泻法，反复施行，至汗出邪退。若汗出不止，可泻合谷，补复溜，以收汗。另外，本书还将此针刺汗法用于半身取汗，治疗左右偏身无汗之症。此外，对于汗法具体应用，如"伤寒汗五十一法""伤寒不出汗加五十六法""男女浑身筋骨疼痛一百三十九法"等，可同参之。

针刺"汗法"应用：类此内容散见于《黄帝内经》《伤寒论》等著作中。如《灵枢·寒热病》："肌寒热者，肌痛……补足太阴，以出其汗。"《素问·长刺节论》云："名曰大风，刺肌肉为故。汗出百日，刺骨髓汗出百日。凡二百日，须眉生而止针。"《伤寒论》曰："太阳病，初服桂枝汤，反烦不解者，先刺风池、风府，却与桂枝汤则愈。"

明代李梴著《医学入门》杂病穴法对汗法的取穴、针刺手法及止汗之法亦有详尽记录。如"汗，针合谷，入针二分，带补行九九之数，搓数十次，男左搓，女右搓，得汗方行泻法。汗止身温，方可出针。如汗不止，针阴市，补合谷"。该书首次提出了针刺合谷行补法以发汗，对后世针灸汗法发展有极大的影响。而后《针灸大成》整理收集了大量的前人经验，其收集的《玉龙歌》有"无汗伤寒泻复溜，汗多宜将合谷收"，以针刺复溜穴入三分，沿皮向下一寸，行泻法以发汗，补合谷穴以敛汗。《肘后歌》则有"当汗不汗合谷泻"，也是针刺合谷以发汗。自此而降，诸家多通过不同手法针刺合谷、复溜穴以发汗、敛汗。

现代针灸学家郑魁山在《八法在针灸治疗的应用》一文中，提到汗法：①在外感初期的表实寒证，针刺天柱、大椎、身柱、风门、合谷等穴，用烧山火手法以发汗解表，祛邪外出。②在外感末期出现表未解而里有热证，取大椎、风门、肺俞或后溪、申脉等穴，用"阳中隐阴"手法，先发汗解表后清热。其操作以针刺复式手法为主，可运用于临床治疗中。

吐法二百八十六法

先取曲池二穴、内关二穴。

先用气上一穴，补三次，顺摇摇十七次，循三次，用搓数次，气上一次，横摇血逆逆，横摇多循循，七七遭。莫相重纳按，停二次，略使气下。将针向外摄，血气错乱。右循七七遭，停呼三次，方可气下。气下多刮搓按战，可用调匀。又气上一次，停呼，气下一次，右循七次，按三次。出针。

一次三十度，二次五十度，三次二十五度，留五度。

【点评】在《神书》中，针刺吐法的处方主要是内关配曲池。内关为八脉交会穴之一，通阴维脉，可宣通上、中二焦气机，宽胸和胃；配曲池泄热，共奏涌吐痰涎宿食之功。主治痰涎宿食停滞胃脘，出现胸满脘胀，闷乱懊烦，上冲欲呕等症。在手法上，针刺吐法用气上之法，并重用摇法、循法，结合刮搓、战按等法，激起患者的呕吐反射而上涌作吐。

下法二百八十七法

先取三里二穴、内庭二穴、照海二穴。

用气上一次，就循三次，下刮七次，重战提七次，补三次，补提三次，加搓二三十次。有热方可发机。后用提气下一次，复提摄气上一次，又复气上二次，连气下三次，重搓数十余次，弹数次，此针自出。如针不出，又气上一次，搓数次，循起三次，连使气下二次。即下，其效如神。

一次十六度，停至三十度，补泻再用三十度。内庭多弹，男左女右出血①。男子左足出血，女子右足出血，如此之法。

【点评】针刺下法的处方配穴为足三里、内庭、照海、支沟。足三里为足阳明胃经合穴，主调肠胃，配内庭可泄热通便，配照海养阴清热、润肠通便。参"男女大便闭塞二百二法"，更加有支沟穴宣通三焦之气，三焦气顺则腑气通调。诸穴合用而成攻下通里、泄热导滞之方，主治肠胃积热之大便秘结、腹痛拒按等。对于大便虚闭不通之症，可加用中脘、气海以补气行气导滞。在手法上，针刺下法以泻为主，重用气下之法，结合搓法反复施行，至腑气通调为止。

盘盘丹穴法二百八十八法

先循五次七次，针不动如龙尾，气血不虚不实，可用三次升阳、三次升阴，可用大盘二次，下摄数遭，可与伸提三次，四方皆摄四次，可取下顺摇三次②，横摇四次，连下摄七次、弹七次，泻三次四次，出针。午间针，未时下。下不止，可用安胃散三帖。摇摇气逆，摇摇逆；横横血逆，横横逆。

---

① 一次十六度……男左女右出血：此句原在"下法二百八十七法"标题下，同治本同，据上下文例，移于此。

② 三次：原"三次"下尚有"三次"二字衍文，故删。

若用气上、气下，将针摇逆，摇向外旁，摄多刮，逆阴逆阳，可循环取下法：顺摇三次，横摇四次，连下摄下沉沉，弹七次，三四次，泻七次。午间下针，未时下。下不止，安胃散治之①。

不是神仙真妙手，多刮多搓用调匀。

【点评】《宝鉴》腹部盘盘丹法："先循五七次，针不动，针所如龙尾转，气血不虚不实，方用二次，升阳要盛。升阳二次，再微，可取大盘，每盘一次下一次，顺摇四，横摇三，连下摄七次，弹七次，泻二次、四次。"可相互对参之。

在《神书》中，有两种由盘法发展而成的复式手法，都详细介绍了行针过程。

盘盘丹穴法：是由循、升阳、升阴、大盘、伸提、摄、弹等多种手法组成的复式手法。操作步骤为"先循五次七次……三次升阳、三次升阴，可用大盘二次，下摄数遭，可与伸提三次，四方皆摄四次，可取下顺摇三次，横摇四次，连下摄七次、弹七次，泻三次、四次，出针"。

响法：《神书》卷三"讲论答问二十四法"所述，是由提、摇、盘等组成的复式手法，"凡腹内用响，七提，三补，五摇"。

《宝鉴》盘盘即响法："专提加战在时更，再穴微循摄自行，重按即响重又按，使气周流病自轻。"手法操作过程更加周详，可以师法。

这两种复杂的复式手法可在严重的气滞血瘀及经脉不通时使用。

复式盘法的特色在于，每进行一步操作，并不是机械地完成，而是要根据上一步骤得气行气的情况开始下一步操作。由此

---

① 顺摇三次……安胃散治之：本段与上段内容有所重复，说明临床上可反复"循环取下法"。个别语句有不同处，当可参校。

看出，《神书》与《针灸大成》虽然不是同一体系，但对于针刺手法的认知非常相近，即针刺手法是一套完整动作，行针时要"随气用巧"，根据经气情况，巧妙地运用各种手法。

琼瑶真人问男女针法虚循问答二百八十九法

问曰：何为虚循？买气不来，循七次，再循七次，不来，何也？

答曰：又复循七次，气不来者，病乃不治，死也。

【点评】《宝鉴》："问曰：何为虚循？买气不来七次，再循七次不来，何也？答曰：又复循七次，气不来，病者不治。"更加贴切。

男女针法实循问答二百九十法

问曰：用实不用循，何为实？

答曰：补三次即紧，是为实。一补即紧，是为邪气。令病人口闭气，医人即将金针向左右搜至十次，搓数次，松者亦可使气上，使气下。

【点评】《宝鉴》："问曰：用实不用循，何为用实？答曰：补三次即紧，是为实。一补即紧，为邪气。病人口闭气，医人即将左右搜至十次，松者方可使。"两书比较，以《神书》意思完整。

又，以上二法如按其内容，应该移于卷三开头，与"虚提答问""实提答问"等一起陈述。但考虑原书目次，仍依之，以存其原貌。

卷三　琼瑶神书人部

男女针法虚提答问一法

问曰：何为虚提？合提不提，何也？

答曰：补三次，循三次。不虚不实，方可伸提。

问曰：气血相停，何为半提？

答曰：补七次，循十次，病人血气虚，方可用半提，轻轻不伤荣卫。若用金针伸提，令人病者昏运，不可针，伤荣卫也。

【点评】《宝鉴》虚提："问曰：何为虚提？合提不提是也？答曰：补三次，循三次。不虚不实，方伸提。（问曰：）气血相停，何为半提？（答曰：）补三次，循七次十次，病人气血虚，方用半提，不伤荣卫。若用伸提，令病晕针，伤荣卫。"两书基本同。

说明虚人不宜大幅度伸提手法，只可用小幅度所谓的"半提"。如此轻的力度，才不致伤及气血荣卫而造成晕针。

又，同参《神书》卷一手法歌"虚提七法"之"补七循环气多虚，微微轻手取轻提"，就容易理解"半提""合提不提"之法。

男女针法实提答问二法

问曰：实提不动，气不上下行，何也？

答曰：邪气流于经络，皮肉涩滞，令人带痛矣。

问曰：邪气然，何得出？

答曰：搜者，上搜、下搜数十次，微泻三分，邪气出，正气归于经络也。用气上、气下也。

【点评】《宝鉴》实提："问曰：不实提动，何也？答曰：邪气流于入经络，皮血涩滞，令人痛矣。问曰：邪气然，何得出？答曰：搜者，上下十数次，微泻三分，邪气出，正气归于经络也。用气上下。"两书基本同。

说明针下提不动，皮肉涩滞而有疼痛，滞针不出，气不能上下行者。此时可用搜法，所谓上搜、下搜，如此则邪气出，正气归于经络，则经气上下走行。

又，同参《神书》卷一手法歌"实提八法"之"一补即紧为邪气，搜刮泻弹去其非"，就容易理解本段所言。

男女针法虚按答问三法

问曰：何为虚按？

答曰：虚者，多用按搓①。按者，有分寸，三十岁人满按，四十岁留二分，五十岁人留五分。或四十五十岁人虚者，不用按满，满则使邪在内，正气出，令人魂命不在身。男子少按，按多血出；女子多按，按多补阴也。

【点评】《宝鉴》虚按："何为虚按？虚者，多用按。按者，有分寸。三十岁人满按，四十岁多二分，五十岁人多五分或四分。五十岁人虚者，不用满按，满按则邪气在内，正气出，令人魂命不在身。男子少按，少按多血出；为子多按，多按多补阴。"《宝鉴》"为子多按"当改作"女子多按"。

---

① 按搓：据《宝鉴》，"搓"字衍，当删。

两书对照，内容大致相同。虚人多用按法，但不可满按。所谓满按，据两书义，即应按插一寸，尽量留下几分，不用全部按尽。"男子少按，少按多血出；女子多按，多按多补阴"，则不必拘泥。

又，同参《神书》卷一手法歌"虚按九法"，则易理解其义。

男女针法实按答问四法

问曰：何为实按？

答曰：使气已了，方可用按，为实按。又曰：针紧，用搓、捻、拈、循即松，不按使邪气不出。针松，用循，多按，多买至气微，加战，方可不逆阴阳也。

【点评】《宝鉴》实按："何为实按？答曰：使气已了，方可用针按，为实按。又曰：针紧不按，使邪气归来不出。针松，不按多买其气微，加战，方可不逆阴阳也。"两书对照，前一问答同。后一问答有所不同，但《神书》卷一手法歌"实按十法"："针紧不按使气邪，不出针松用按多，要得气微微加战，实按不逆阴阳和。"其内容却和《宝鉴》实按内容同，故应从《宝鉴》。

男女针法虚弹答问五法

问曰：何为虚弹？

答曰：虚者，不用弹。实者，要取血用弹。弹则伤血气、五脏、荣卫也。

【点评】《宝鉴》虚弹："何为虚弹？答曰：虚不用弹，用弹则伤荣卫也。"两书对照，《宝鉴》简洁明了，《神书》将实弹部分内容也放在此了。参《神书》卷一手法歌"虚弹十一法"之"虚人不用虚弹法，若使虚弹阴气松，虚弹诸病皆无取，急按战战气自通"则易理解。虚则经气虚，不宜弹；实则经气涩，则可多弹。

男女针法实弹答问六法

问曰：何为实弹？

答曰：气已至不行，方可用弹，气即行。

问曰①：取血，弹如何？

又答曰：不取。气行，补三次七次，弹七次，按七次，又弹七次，出血有准也。

【点评】《宝鉴》实弹："何为实弹？答曰：气已至不行，方可用弹，气即行。（问曰：）取血，弹如何？答曰：不取。气行，补三次，弹七次，按七次，又弹七次，出是准。"

两书对照，前一问答同。说明针下气至但不行，可用弹针柄法，以使气行。

后一问答有所不同，《宝鉴》"出是准"当从《神书》改作"出血有准也"。又，《神书》"补三次七次"，当从《宝鉴》改作"补三次"。说明弹法配合按法、补法可以取血，所谓"出血有准"。

《神书》卷一手法歌"实弹十二法"："实人气涩用七弹，刮刮搓摩又急弹，急弹二补买气至，气上气下取调安。"内容和此段又有所不同。

———————

① 问曰：原脱，据上下文例补。

男女针法虚撞答问七法

问曰：如何①虚撞？

答曰：气血行了，复用要热，将针伸提三分出，加重搓数次，阳出热，微汗自来。虚用搓，不用刮，不泻不退，可为良医也。

【点评】《宝鉴》虚撞："何为虚撞？答曰：气血行了，复用要热，将针伸提三分出，加重搓数十次，阳出热，卫汗自来。虚用搓，不用刮，不泻不退，可为良医也。"两书对照，以《神书》义胜。关键是虚人但用重搓数次，针下有热感而微汗出，亦"虚用搓，不用刮，不泻不退"之义。《宝鉴》之"卫汗自来"应以《神书》为据，改作"微汗自来"方通。

《神书》卷一手法歌"虚撞搓十三法"，主要说明虚人有寒冷宜搓，有热则不可用搓，和本段内容重点不同。

男女针法实撞答问八法

问曰：何为实撞？

答曰：在内紧涩痛者，使金针不能动，用搜十次，弹七次，泻三次，刮数十次，其针自松也。

【点评】《宝鉴》实撞："何为实撞？答曰：在内紧涩痛，针不能动，用搜十次，弹七分，泻三次，刮数十次，其针自松。"两书基本同。《宝鉴》"弹七分"不通，以《神书》"弹七次"可行。说明针下紧涩疼痛，针不能动即今之滞针现象，可选用搜、弹、刮法

---

①　如何：当从上下文例，改为"何为"。

等解除，得以"其针自松"。

《神书》卷一手法歌"实撞搓十四法"，主要说明实人有寒冷宜搓，有热则不可用搓，和本段内容重点不同。

男女针法虚捻答问九法

问曰：何为虚捻？

答曰：虚即补，实即泻。循十次，气不来，紧涩，方用搓捻五七次。气再不来者，至死不活也。

【点评】《宝鉴》虚极："何为虚极？答曰：虚补泻。循十次，气不来，紧涩，方可用极五七次，气再不至，不治。"两书对照，最有意思的是，《宝鉴》"虚极"即《神书》的"虚捻"，下文《宝鉴》的"实极"亦然是《神书》的"实捻"。《宝鉴》不用"捻"而用"极"，或是避讳。

又，同参《神书》卷一手法歌"虚捻十五法"，容易理解。

男女针法实捻答问十法

问曰：何为实捻？

答曰：实则不用捻。若捻，气愈猛，伤荣卫也。

【点评】《宝鉴》实极："何为实极？答曰：实不用极，若极，气益猛，伤荣卫。"同上段，《宝鉴》之"极"，而不用《神书》之"捻"。

又，同参《神书》卷一手法歌"实捻十六法"，容易理解。

男女针法战法答问十一法

问曰：何为战？

答曰：用气上、气下，不用战。血气不匀，用弹。若战，气行如蚁奔走，方见或浮或沉，或紧或涩是也。

【点评】《宝鉴》战法："何为战法？答曰：用气上下，用战；血气不匀，用战。气行如蚁奔走，方见或沉，或紧，或涩是也。"

两书不同。最大的不同，《神书》战法不可用于气上、气下，而《宝鉴》则用于气上下。参下段，应是气上、气下用刮而不用战。又，《神书》血气不匀用弹法，认为用战则气行如蚁奔走，而《宝鉴》认为血气不匀当用战法。此类说法，应在临床上得到验证后方可定论。

《神书》卷一手法歌"刮战手指二十三法"说的是阴经、阳经用刮、用战的不同作用和副作用，与此段不同。

男女针法刮答问十二法

问曰：何为刮？

答曰：使气上、气下，用刮。恐有邪气在皮肤内，邪气因正气相行，此病不除者，针有紧痛，多用刮。提皮不起，多用刮。风气在内，多用刮。口眼㖞斜，多用刮也，常时刮也。

【点评】《宝鉴》刮法："何为刮法？答曰：使气上下，用刮。恐有邪气在皮肤内，邪气同正气相行，此病不除，针有紧，多用刮。提皮不起，多用刮。风在内，多用刮。口眼㖞邪，多用刮。"

两书基本同，说明刮法用于5种情况：①气上、气下用刮；②针下紧涩疼痛，可用刮法；③出现提针不起，针下有滞针，用刮；④风气之疾，用刮；⑤口眼㖞斜，面部穴可用刮法。

男女针法加进答问十三法

问曰：何为进？

答曰：气来加进。毫针有三寸，针入二寸，留一寸，气来足了，若病者虚，再加进一寸，共进三寸，方可停呼数度也。

【点评】《宝鉴》加进法："何为进？答曰：气来加进。毫针有三寸，针入二寸，留一寸，气来足了，若病者虚，再加进一寸，共进三寸，方可停呼。"两书基本相同。

男女针法加退答问十四法

问曰：何为加退？

答曰：进三分，血来，即退五分。气分加进，血来加退也。

【点评】《宝鉴》加退法："何为加退？答：进三分，血来，即退五分。气分加进，血来加退。"两书基本同。

男女针法顺逆答问十五法

问曰：何为顺逆摇？

答曰：若使气已毕，方可用顺逆摇，不可使令病人气血走乱。有不使吐法，等闲不可用顺逆摇，气走错乱经络，令人昏晕不苏醒也。

男女针法横逆答问十六法

问曰：何为横逆摇？

答曰：使气已尽，又若使横逆摇，错乱气血经络，令人昏闷不知人事者。若用吐法，方可用横逆摇也，等闲不可用横顺逆摇。若使，错乱经络，不苏醒者，人必①死也，无救。

【点评】《宝鉴》："何为顺逆？答曰：使气已毕，若便横逆，令人昏闷不知人事，若用吐法，方可用横逆也。"两书对照，《神书》以两段文字说明：《宝鉴》只有一段文字，但其义较简明清晰。《神书》卷一"顺摇十九法""横摇二十法"歌诀之义与《宝鉴》相类。

男女针法盘盘法答问十七法

问曰：盘者，何为盘？

答曰：男子先循，买气至，方可伸提。若使伸提，见针上将皮吸起，或一分，或二分，正气相停，方可用盘。盘二者②，顺摇三者，加提三，将针向左右盘，加七摄，用气流行，搓搓再加三提七摄，此气行数度，毕有准。

【点评】《宝鉴》盘盘法："何为盘法？答曰：男子先循，买气方至，方可伸提。见针将皮吸起一分或二分，正气相停，方可用盘。用盘者，顺摇三，提加三，将针四向左右盘，加七摄，加用气流，搓后再加三提七摄，此气行十数次，毕有准。"两书对照，《宝鉴》文字更加通畅，而且便于操作。

---

① 必：原作"毕"，据文理改。

② 盘二者：据《宝鉴》，当改作"用盘者"。

又，《神书》中盘法不仅可增强得气感，而且还可行气和调气。如本法阐述盘法的基本操作，即"男子先循，买气至，方可伸提。若使伸提，见针上将皮吸起，或一分，或二分"。当"伸提皮起"后出现"正气相停"，明确了使用盘法以"伸提皮起"为得气指标，至今仍有参考意义。得气后继续行针以行气、调气，"顺摇三者，加提三，将针向左右盘，加七摄，用气流行，搓搓再加三提七摄，此气行数度毕有准"。另有多处描述行气和调气，如卷二"男女腹部气不行加一百五十法"，腹部气不行，使用盘法与其他手法配合行气，"按定盘盘病人呼，重搓数十提针扶"。"男女腹部气不虚不实相匀一百五十四法"，根据病情使用盘法，功效为调气，"腹部气实用七循，伸提皮起看分明，上下盘盘皆取使，随医治法出针平"。卷三"五取中央戊己土讲论答问二十四法"，介绍腹中盘法"能化寒热冷气"。卷三"四取北方壬癸水讲论答问二十三法"，指出"腹内宜用盘摇"，其操作目的是"养肾水为本也"。可综合分析理解。

"凡行补泻，谷气而已""凡刺之道，气调则止"。针刺治疗历来重视得气、行气和调气。盘法以得气为主要目的，即在局部产生得气感。《神书》在此基础上，将盘法进一步扩展为行气、调气手法，促进经气的运行、气血的流通，与同时期针灸著作比较，有了很大发展。

男女心肾水火不济病证十八法

肾属水病主生门，有病尪羸气也昏，
肩足①耳鸣腮黑瘦，次之邪妄立逃奔。

---

① 肩足：疑误，似应作"看是"。

男女心肾水火不济病证十九法

心源烦躁急须呵，此法通神更莫过，
喉内口疮并热病，依之目下便安和。

琼瑶讲论五脏答问

一取东方甲乙木讲论答问二十法

一取东方甲乙木，病者其色青，主虚，作酸，其肾①者肝之母也。肝者得虚者，主腹痛、眼流冷泪。宜取盘摇所行，行者三七也，主腹痛。五脏得疾，用响者，逆也。顺则②针肝俞者，多用提刮，治冷泪等证。此乃顺行盘也。

摇者，逆也，不顺。不须巧言注解也。

二取南方丙丁火讲论答问二十一法

二取南方丙丁之火，其色赤，主虚，口苦。其脏心，心主血，火曰炎上。血走住为心伤气肺③，主人咳嗽，此乃肺生紫色紫泡。紫泡破者，咳嗽吐血，主面黄面赤。吐痰者，主肺气不能和血。但吐痰血，有腰痛者，肾④虚即死，二年至十二年而死。吐血者，春夏而死，不治。

又有心伤五脏痛者，冬吐血，而遇夏季日死；春季吐血，而遇秋季

---

① 肾：原作"贤"，同治本同，据文理改。
② 则：原字不清，据文理改。
③ 血走住为心伤气肺：疑误，似应作"心血走注为伤肺气"。
④ 肾：原作"紧"，据文理改。

日死；夏季吐血，而遇冬季日死。宜取摇摇、盘盘之理，不须注解也。

三取西方庚辛金讲论答问二十二法

三取西方庚辛金，行者其色白，其脏肺，主气，从作血。心血走至肺，紫泡。紫泡破者，吐血不已，灸肾俞二穴、三里二穴。凡腹内不可灸，用盘摇之理。若盘盘法多者，不可乱盘，使五脏气乱也。但凡有病，轻取轻盘，务在伸提而响矣。

四取北方壬癸水讲论答问二十三法

四取北方壬癸之水，其色黑，其脏肾，主于骨关，下①思咸。肺乃肾之母。不问男女先灸，腹内宜用盘摇，养肾水为本也。

五取中央戊己土讲论答问二十四法

五取中央戊己土，其色于腹部丹穴，中央之土为本，其脏脾，主内，王日缘作盘三，初多用提上，循补摇提。多凭补，不用泻。内享七七莫妄施，肝、心、脾、肺，分配四时，针刺已见图。

脾土于四季，木旺一十八日，见坤土，土生化一十一脏，受胃之东乃能生化。腹中盘摇，乃能化寒热冷气。分于各脏，化为十一脏。若寒痛，左盘七七，热，痛止；右盘七七，提摇。冷气痛，先提，左盘盘。凡腹内用响，七提，三补，五摇。寒，提，热右响。此是冷气痛，提则止，左内庭下即效。

一取气上之法讲论答问二十五法

一取气上之法，补三次，即提七次，将针向上，是为循。

---

① 下：疑误，似应作"不"。

问曰①：何为血行、气行？

答曰②：气行者，麻。血行者，痛也。

问曰③：气上，何以气血调匀？

答曰：上刮七次，又战七次，气血相停，不伤荣卫。不知气血相停，如无目之人也。

二取气下之法讲论答问二十六法

二取气下之法，泻四次，即按七次，将针向下循。

问曰④：血痛血行，气麻气行者⑤，依前一理。气下者何以气血调匀？

答曰：下刮七次，战七次，相通。知道气下者，又不知冷热汗出者，此乃不为良医。

三取摄之法讲论答问二十七法

三取摄之法，何为摄？

答曰：在有病，将针头再⑥提，用七七贯穿经络，方谓之搜。补泻提按等，不使搜，病者不能除，所以见血气上下皆行也。

四取扪者讲论答问二十八法

四取扪者，何为扪？

① 问曰：原作"答曰"，据文理改。
② 答曰：原脱，据上下文例补。
③ 问曰：原脱，据上下文例补。
④ 问曰：原作"答曰"，据同治本改。
⑤ 气麻气行者：原作"气行气麻者"，据同治本改。
⑥ 再：原作"在"，据文理改。

答曰：用气上、气下之法。扣，关关。开者，泻也；关者，补也。取血多用关，取气①多用开。

五取弹努之法讲论答问二十九法

五取弹努之法，何也？

答曰：取血者，先弹七七，下即补三四次。若是不止，将糊针眼上三寸，医人亲手打乞三下，此血即止。

六取进退之法讲论答问三十法

六取进退之法，何也？

答曰：血来加进，气来加退。进者，主病人发热。退者，虚汗有冷，邪气出，正气归于外络也。

七取撞搓之法讲论答问三十一法

七取撞搓之法，何也②？

答曰：皮热不来者，补提勿转太紧。太紧者，摇摇十四下。病者浑身大热，方可左右取血为妙。

八取捻之法讲论答问三十二法

八取捻之法，何也？

答曰：主病人不知人事，方可用捻。捻者，三也，是三才也。病者血气不来，上捻不来者，死不治也。

---

① 取气：原作"代气"，据同治本改。
② 七取撞搓之法，何也：原脱，据上下文例补。

手足阳明答问三十三法

手足三阳三阴，表里引经，循摄气上、气下。

答曰：手法者在手，心传口授秘法。

六阴六阳本经秘法诀三十四法

太阳经：足膀胱，手小肠，上下循，下后补。

少阳经：足胆，手三焦，上下循，下后补刮。

少阴经：足肾，手心①，下后刮战。

厥阴经：足肝，手包络，上下循，下后补。

阳明经：足胃，手大肠②，上先提循，下后泻。

太阴经：足脾，手肺，上补，下后循提。

阴阳配合讲论三十五法

天有阴阳，风寒暑湿燥火，三阴三阳下应之。温凉寒热，四时气候温凉是也。温热者，天之阳也；寒凉者，天之阴也，此乃天之阴阳也。地有阴阳，金木水火土，生长化收藏下应之。辛甘酸苦咸，五味是也。辛甘淡也，地之阳也；咸酸苦者，地之阴也，此乃地之阴阳也。阴中有阳，平旦至日中，天之阳也，阳中之阳也。阳中有阴，日中至黄昏，天之阴，阴中之阴也。

人身之阴阳，故人亦应之。人身之阴阳，外为阳，内为阴③；背

---

① 心：原作"心焦"，"焦"字衍，据同治本删。

② 大肠：原作"太阴"，据文理改。

③ 外为阳，内为阴：原作"内为阳，外为阴"，据同治本改。

为阳，腹为阴；脏为阴，腑为阳。心、肝、脾、肺、肾五脏为阴，胆与胃、大肠、小肠、膀胱、三焦六腑为阳。

所以知阴中之阴，阳中之阳也。阴阳者，何也？如冬病在阴，夏病在阳，春病在阴，秋病在阳，知其所则施针，循摄、气上、气下也。背为阳，阳中之阳，心也；背为阳，阳中之阴，肺也。腹为阴，阴中之阳，肝也；腹为阴，阴中之阴，脾也。

四时作用气上气下秘法讲论三十六法

不问所感病证，或温，或凉，或热，或寒。如春时有病，先取气上，后取气下；夏月有病，先取气下，后取气上；秋月有病，先取气下，后多用战补；冬月有病，多补三六九数，后取气自然行。以是不绝生化之源也。

琼瑶大师治小儿深得此理讲论三十七法

《内经》曰：必先遂其气，而无伐天和[1]，是为至治。又曰：违时伐气。又曰：无伐生之气。此皆常道用针。春夏秋冬，循环之法。若反其常，则阴阳气上气下，不可乱矣。

十二经络捷法人身造化讲论三十八法

凡刺之理，经络为始。经络者，能决死生处，有病调虚实，不可不通也。夫经者，内干五脏而外络支节，其浮气不循经者为卫气，精

---

[1]　必先遂其气，而无伐天和：原作"必先遂其气，而无代天和"，据《素问·五常政大论》改。

专于经隧者为荣气。阴阳相随，内外相实，如环之无端。常以平旦为纪①。其脉始从中焦手太阴，出于手阳明，上行注足阳明，下行至跗上去大指间，与太阴相合，上行抵脾，注心，心注手少阴，出腋②，下臂，次上巅，下注小③指，合手太阳④，循脊，下至尻⑤，下行注小指之端，循足心，注少阴，上行肾，注心，外散于胸中，循于心主⑥脉，注腋，下臂，入两筋之间，入掌中，出中指之端，还注小指次指之端，合手少阳，上行膻中，散于三焦，注胆，出胁，注足少阳⑦，下行至跗上，复从跗⑧注大指间，合足厥阴，上注至肝，注肺，复⑨出手太阴，此荣气之行也，逆顺之常⑩。荣卫之行，常循其经。周身之度，一十六丈二尺，一日夜行八百十一丈，计五十度周身于卫气，则下循其经焉。昼则行阳，夜则行阴，行阳者行诸经，行阴者行诸脏。

凡刺之道，荣卫所在至后，用气上、气下，开通经络。

十二经络所属出经阴阳相生配合三十九法

手太阴辛肺脉起于中焦，出于大指之端，注大肠经。

手阳明庚大肠脉起大指之端，入挟于鼻孔，注胃经。

---

① 纪：原作"记"，据《素问》改。

② 腋：原作"脉"，据《灵枢·营气》改。

③ 小：原作"卜"，据《灵枢·营气》改。

④ 手太阳：原作"手太阴"，同治本同，据《灵枢·营气》改。

⑤ 下至尻：原作"上至尻"，据《灵枢·营气》改。

⑥ 心主：原作"心出"，据《灵枢·营气》改。

⑦ 足少阳：原作"足少阴"，据《灵枢·营气》改。

⑧ 复从跗：原作"腹从腹"，据《灵枢·营气》改。

⑨ 复：原作"腹"，据《灵枢·营气》改。

⑩ 其脉始从中焦手太阴……逆顺之常：出《灵枢·营气》。本书引文有脱漏，"下注小指，合手太阳"后应为"上行乘腋出内，注目内眦，上巅下项，合足太阳，循脊上尻"，故上文"次上巅"当移其后。

足阳明戊胃脉起于鼻交，至①大指，出其端，注脾经。

足太阴己脾脉起于大指之端，注于心中，注心经。

手少阴丁心脉起于心中，注入掌中，循小指，注小肠经。

手太阳丙小肠脉起于小指，横络于耳，注膀胱经。

足太阳壬膀胱起于目内眦②，至小指次指，出其端，注肾经。

足少阴癸肾脉起于小指，下注胸中，注心包络经。

手厥阴癸心包脉起于胸中，至③小指次指，出其端，注三焦经。

手少阳壬三焦起于小指端，至目锐眦，注胆经。

足少阳甲胆脉起于目锐眦，入大指歧骨，出于端，注肝。

足厥阴乙肝脉起于大指聚毛之际，上注肺经。

十二经络配合四十法

十二经络，手足三阴三阳表里，支干配合，系昼夜百刻十二时定体之也。

手太阴肺经配合四十一法

手太阴肺经，配手④阳明大肠经，相为表里。立手为上，太阴五穴为阴穴，大指外侧边起。

少商二穴并见在前，治喉咙闭塞，缠喉风等证。

鱼际二穴治五心烦热，咳嗽等证。

太渊二穴治牙痛，胸满之证。

---

① 至：原作"之"，据医理改。

② 目内眦：原书脱"眦"字，据医理补。

③ 至：原脱，据医理补。

④ 手：原作"于"，据医理改。

经渠二穴<small>治五心烦热，诸虚不足，腕①疼等证。</small>

列缺二穴、尺泽二穴<small>治筋紧急，腰脊、胁肋间疼。</small>

肺经属金，在支为寅，在干为辛。

手阳明大肠经②配合四十二法

手阳明大肠六穴为阳穴，从大指侧边起。

商阳二穴<small>治气喘咳嗽，眼目内障等证。</small>

二间二穴<small>治眼疼痛等证。</small>

三间二穴<small>治喉闭等证，泻之。</small>

合谷二穴<small>治口眼㖞斜，伤寒等证。</small>

阳溪二穴<small>治两手腕③疼，不能摇物，无力，补之，灸七壮。</small>

三里二穴<small>治两臂膊不遂、无力，牙疼等证。</small>

曲池二穴<small>治四肢瘫痪，半身不遂，伤寒热病，泻之。</small>

大肠经属金，在支为卯，在干为寅。

手厥阴心包络经配合四十三法

手厥阴心包络经，配合手少阳三焦经，相为表里。立手为中，五穴为中④阴穴，从中指起。

中冲二穴<small>治心腹痛，手掌发热，昏冒不省，决人生死。</small>

劳宫二穴。

大陵二穴<small>治心胸气疼，浑身发热等证。</small>

---

① 腕：原作"脘"，据文理改。

② 手阳明大肠经：文后原有"六穴"二字，衍，据前后文字之目删。

③ 腕：原作"脘"，据文理改。

④ 中：据上下文例，此字衍，当删。

内关二穴_{治心腹胀满，食物不化等证。}

间使二穴_{治寒热疟疾，热多泻之，寒多补之。}

曲泽二穴_{治心气不足。}

心包络属火，在支为戌，在干为癸。

手少阳三焦经配合四十四法

手少阳三焦经，六穴为阳穴，从小指之端起，此谓阴阳表里支干配合也。

关冲二穴①

液门二穴②_{治脊疼，手臂痛③。}

阳池二穴_{治手腕疼痛，摇无力。}

外关二穴_{治腹内疼痛，背疼无力。}

支沟二穴_{治伤寒胁肋疼，大小便闭塞，气不能通，泻之。}

天井二穴_{治瘰疬，针一寸，灸七壮。}

三焦经属火，在支为亥，在干为壬。

手少阴心经配合四十五法

手少阴心经，配手太阳小肠经，相为表里。立手为下，五穴为阴穴，从④小指侧角起。

少冲二穴_{治热病，心腹胀痛，寒热往来，伤寒未解。}

少府二穴_{治手掌中发热等证。}

---

① 关冲二穴：原脱，据医理补。

② 液门二穴：后有"中冲二穴"，疑衍，故删。

③ 痛：原脱，据医理补。

④ 从：原作"晚"，据上下文义改。

神门二穴_{治心痴呆，五痫等证。}

通里二穴_{治心中恐悸，不能言语，掌中发热。}

少海二穴_{治头项不能回顾等证。}

少阴心经属火，在支为午，在干为丁。

手太阳小肠经配合四十六法

手太阳小肠经，五穴为阳穴，从小指端起之。

少泽二穴_{治乳痈，产母无乳，先泻，后补提。}

前谷二穴_{治热病，汗不出，咳嗽，血不止。}

后溪二穴_{治痫、疸、癫、狂、疟疾。}

腕骨二穴_{治浑身发热，五痫等证。}

少海二穴_{同上。}

手太阳小肠经属火，在支为辰，在干为丙。

足厥阴肝经配合四十七法

足厥阴肝经，五穴为阴穴①，从足次指侧起。

大敦二穴、行间二穴_{治心腹胀满，眼目红肿，脚背虚浮，能消水气、肝家怒气。}

太冲二穴_{治心中恍惚、癫邪之证，脚背红肿、行步艰难之证。}

膝关二穴_{治膝眼红肿，脾家受湿，脚软无力。}

曲泉二穴_{治脚腿疼痛，寒湿风痹。}

足厥阴肝经属木，在支为亥，在干为乙。

足少阳胆经配合四十八法

足少阳胆经，六穴为阳穴，起于足次指。

---

① 穴：原脱，据上下文例补。

窍阴二穴<small>治四肢厥冷，肚腹疼痛不止。</small>

侠溪二穴。

临泣二穴。

丘墟二穴。

悬钟二穴①。

阳辅二穴。

阳陵泉二穴。

足少阳胆经属木，在支为子，在干为甲。

足太阴脾经配合四十九法

足太阴脾经配足阳明胃经，相为表里，八穴②从大指侧起。

隐白二穴<small>治腹胀不得睡卧，呕吐，反胃不止，不下食。</small>

大都二穴<small>治手足厥冷，五心烦热，不思饮食，灸七壮。</small>

太白二穴<small>治身腿疼无力。</small>

公孙二穴<small>治脚背红肿，昏迷不省人事，泻之。</small>

商丘二穴<small>治脚背红肿③，脚气风。</small>

三阴交二穴<small>治男子小肠疝气，妇人难产，情色所感。</small>

阴陵泉二穴<small>治腹中寒，不嗜食，小便不利，闭结等证。</small>

血海二穴<small>治两腿外廉血风疮。</small>

足太阴脾经属土，在支为巳，在干为己。

---

① 悬钟二穴：文后原有"透三阴交二穴"，据上下文疑衍，故删。
② 八穴：原作"五穴"，据下文穴数改。
③ 脚背红肿：原脱"脚背"二字，据上文补。文后有"干侧"二字，衍，故删。

足阳明胃经配合五十法

足阳明胃经，八穴①为阳穴。

内庭二穴<small>治四肢厥冷，大小腹胀，酒食所伤，泻之。</small>

厉兑二穴<small>治小腹膨胀，寒热进退等证。</small>

陷骨二穴<small>治眼目浮肿，食积，水肿气，灸七壮。</small>

冲阳二穴<small>治口眼㖞斜②，脚背红肿，气聚不散。</small>

解溪二穴<small>治偏正头风之证。</small>

丰隆二穴<small>治逆胸膈疼痛，行步艰难。</small>

三里二穴<small>治五劳七伤，诸虚百端等证。</small>

阴市二穴<small>治腿冷膝痛而不得屈伸，麻木不仁。</small>

足阳明胃经属土，在支为辰，在干为戊。

足少阴肾经配合五十一法

足少阴肾经配足太阳膀胱，相为表里，六穴③为阴穴，从足心中起。

涌泉二穴<small>治大小便闭结，心中发热，五痫等证。</small>

然骨二穴<small>治喉咙痛，足跗红肿，不得步履。</small>

太溪二穴<small>治牙疼，脚气红肿，即吕细穴，灸七壮。</small>

照海二穴<small>内踝上三寸，治喉咙痛，大便闭结，热淋等证。</small>

复溜二穴<small>治虚汗，补之即愈。</small>

阴谷二穴<small>治小便不通，妇人胞胎之证。</small>

足少阴肾经属水，在支为酉，在干为癸。

---

① 八穴：原作"六穴"，据下文穴数改。
② 口眼㖞斜：后原有"红肿"二字，衍，删。
③ 六穴：原作"五穴"，据下文穴数改。

足太阳膀胱经配合五十二法

足太阳膀胱经，七穴[1]为阳穴。

至阴二穴治眼目红肿疼痛。

通谷二穴治脚浮肿。

束骨二穴治腰痛不得屈伸，脚气虚肿。

京骨二穴治久疟不痊，腰背腿疼，俯仰不得。

昆仑二穴治腰脚疼痛，气脉不和。

承山二穴治转筋，腰腿筋急，寒湿脚气，不能行步。

委中二穴治一切腰腿脚疾等证。

足太阳膀胱经属水，在支为申，在干为壬。

此之谓阴阳表里、支干配合也。

黄帝之机琼瑶之论五十三法

盖诸经中者，玄者最玄，妙者最妙。虽为医儒九流圣哲之人，高唱越人得死还生，推针、破肠、泻心，华佗刮骨疗毒，李中孝察色听声，王叔和专诊其脉，张仲景调理四时伤寒，秋夫疗鬼，王纂针腰，孙真人作下千金之方，伊尹作济生之术。人有四百四病，药有八百八般，各有以源道，内有六陈、十八反，有炮爁、炙炼，分两君臣。皆由手呼吸，全凭针灸补泻之法。针有揭山之方，药有神效之功。

夫针者，修教神通古法，通三才之妙，如神起死回生。神农、黄帝、扁鹊知恩，刘高祖有德之君。夫轩辕黄帝道人，全凭针灸补泻之功。戊午年戊午月戊午日戊午时，其年赤马口中啣铁，端坐十二条针。

---

① 七穴：原作“六穴”，据同治本改。

第一条针，名曰青龙针也，长一尺二寸，按一年十二月也。

第二条针，名曰白虎针也，长九寸，按金、木、水、火，土、太阴、月孛罗计九星也。

第三条针，名曰丧门针也，长八寸，按乾、坎、艮、震、巽、离、坤、兑八卦也。

这三条针，世间多有不会此针，乃神仙所用也。这针，针山山崩，针地地裂，针海水逆流，针人枯骨还更生。周文王因此禁了这三条针也。后留九针在世间与人使用。

一镵针，平半寸①，长一寸六分，其头大，末锐。其病热在头身，宜此。

二员针，其身圆，锋如卵形，长一寸六分。肉分气满，宜此。

三锃针，锋如黍粟之锐，长三寸五分。脉气虚少，宜此。

四锋针，两三隅，长一寸六分。泻热出血，发泄痼病，宜此。

五铍针，一名铍针②，末如剑锋，广二寸半，长四寸。破痈肿，出脓血。

六员利针，尖如毫，且员且利，中身微大，长一寸六分。调阴阳，去暴癖。

七毫针，法象毫，尖如蚊虻喙，长三寸六分。调经络，去疾病。

八长针，锋加利，长七寸，痹深居骨解腰脊奏③之间者。

九燔针，一名焠针，长四寸，风虚合于骨解皮肤之间者。

这九针，上按着五星，下按着四时。五星者，金、木、水、火、土是也。四时者，春、夏、秋、冬是也。

这针，又按着皮、肉、脉、筋、五音、阴阳、齿、风、窍九针也。

---

① 平半寸：《灵枢·九针论》作"去末寸半"。

② 铍针：原作"破针"，据《灵枢·九外论》改。

③ 奏：疑衍，当删。

这针各有攻病之能。一镵针，破头风、面部风痛。二员针，开内外，疗病眼疾。三锓针，经络引气。四锋针，破瘤，开痈。五铍针①，疗咽喉肿痛。六员利针，治头风、眼疾。七毫针，调阴补阳。八长针，疗筋骨疼痛。九燔针，补男子女人下元虚冷。

这针有千般补泻：手指补泻，提按补泻，左右补泻，阴阳补泻，针头补泻，虚实补泻，呼吸补泻，气上补泻，气下补泻，虚循补泻，实循补泻，虚提补泻，实提补泻，虚按补泻，实按补泻，虚弹补泻，实弹补泻，虚撞补泻②，实撞补泻，虚捻补泻，实捻补泻，加进补泻，加退补泻，顺摇补泻，横摇补泻，刮战补泻，子母补泻，虚摄补泻，实摄补泻，买气至浮沉补泻，气滑补泻，气涩补泻，气紧补泻，气微补泻，转针补泻，调匀补泻，针自出补泻，四季用艾补泻，午前补泻，午后补泻，立冬补泻，风雨补泻，日晚补泻，子午补泻，腹部盘盘即响法补泻，升阳补泻，升阴补泻，寒热补泻，汗法③补泻，吐法补泻，下法补泻。千般补泻，一言难尽，在乎心传口授。一呼一吸，如江河滚滚而来；一按一提，如角弓渐渐而开。一呼脉行三寸，一吸脉行④三寸，呼吸定息，脉行六寸，呼吸三五度，荣卫遍周流。正直端的，依经取验。虽不医人枯骨还魂，针到时刻见效。刺阳明，三进不止；刺阴经，五脏无伤。按摩导引，妙法神机也。

【点评】九针，针具名，出自《内经》，即镵针、员针、锓针、锋针、铍针、员利针、毫针、长针和大针。此段列十二针名，除传统的九针，更创立了青龙针、白虎针及丧门针3种针具，此三针的外形与如今的芒针十分相似。三针长短各有不同，青龙一尺二寸，白虎针九寸，丧门针八寸。后世针灸著作未见三针相关论述。书中所

---

① 铍针：原作"喙针"，据上文改。
② 虚撞补泻：原作"虚拴补泻"，据医理改。
③ 汗法：原作"汗出"，据文理改。
④ 行：原脱，按上文补。

论九针亦与《内经》有异，其中无大针之名，而有燔针(焠针)，其观点遵元代杜思敬《济生拔萃方》卷第三《针灸摘英集·九针式》中载"燔针，一名焠针，长四寸，风虚合于骨解皮肤之间者"。

《神书》九针之下又明确不同针具适用的治法、病机与病症，以言"针各有攻病之能"，如"一镵针，破头风、面部风痛。二员针，开内外，疗病眼疾。三锃针，经络引气。四锋针，破瘤，开痛。五铍针，疗咽喉肿痛。六员利针，治头风、眼疾。七毫针，调阴补阳。八长针，疗筋骨疼痛。九燔针，补男子女人下元虚冷"。为不同针具的临床应用提供了参考。

阴荣五十四法

春夏致一阴，用针深①入皮五分，至肾肝之部，致阴气以和阴，浮入皮二分，至心肺之得气引持。

阳卫五十五法

秋冬致一阳，用针浅，气以和，阴部得气，推内致阳。当补，从卫取气，得气推纳。当泻，从荣买气，得气引泻。

阳不足，阴有余，当先补阳而后泻阴。假令胆不足，肝有余，先补足少阳胆经，然后泻足厥阴肝经也。

大指出是补，呵是暖；大指入是泻，吸是凉。

急提慢按，自然凉泻；慢提急按，自然热补。

一飞三进②，真气自至；一退三飞，邪气自微。

泻，气来实而牢牢实者，泻之；补，气来虚而濡者，补之。

---

① 深：其后原有"坑"字，衍，删。

② 一飞三进：原作"一飞二进"，依下文"一退三飞"改。

疼痛即泻，先吸后呼之；痒麻即补，先呼后吸之。

凡补泻，先诊五脏脉，及用刺之穴。

流注提针纲领五十六法

未欲行针，先审晦晴，察其病源，论定何经络，已定穴窍分明，五行生克补泻于心。血支血忌，莫犯人神，太乙在宫，切莫施针。寒热醉饱，劳弱风阴。春夏宜暖，秋冬大温。端心正己，如待贵宾。左手按定，右手持针。秋冬三五二四，春夏气候已至。补阳泻阴，泻阳先呼，泻阴吸存。循扪有穴，何病之因，疼痛已愈，随除起针。患者病未，补阴重分。合穴相引，何患厥深。行针之士，当熟在心。先贤贵言，宝之如金，誓若漏言，祖考受刑。

针说五十七法

《针微赋》说：下针如龙投大海，起针似猛虎离山。针有劫病之功，药有拔山之力。江河闭塞，镬锄开之；气血凝滞，须用砭针刺之。针头如粟米，气出似云烟。

《黄帝内经》云：人身有三百四十九道，单穴四十九道，双穴三百一十。

《铜人经》云：六百四十四穴，所处不同。识得阴阳，辨得虚实，知其逆顺，是动所生，方可行针。虚则补之，实则泻之，不虚不实，依经取之。针之毫毛，隐显莫测，下针必在灵验。一呼一吸，如江河滚滚而来；一按一提，似角弓展展而开。针之玄妙，至理难通。上察周天缠度，奋然气引而来，下极黎庶残骸，却邪陶陶而去。针有孔穴，按天地人三才，涌泉与璇玑、百会。把攒五岳，恒衡岱华嵩。人有五脏，心肝脾肺肾。针有五穴，井荥输经合。沟渠闭塞，水在于内，经络不通，气血在中。开渠流水，引气而行。亘古至今，补虚泻实，宜浅宜深。然虽手到处，人心巧巧，名传四海。虽不针枯骨重活，自然有起死回生。

览此斯言，神明佑之。

医帅论五十八法

夫医针如帅用兵。药有治而针有效，帅有谋而军自赢。医知药性，帅察军情。治病则先通脉理，行兵则达探先锋。治伤寒有如上阵，治杂病自守其功，入阵则兵随印转，治病则药凭引行。行兵则望风而知其胜败，治病则观形而知其吉凶。帅赢宫中给赏，医胜守家醇功。宫中若无赏罚，世知谁弱谁能？帅习武艺，医讲经书。帅凭六韬三略，医凭《素问》《难经》。帅演轻弓短箭，医习药灸神针。帅领千万兵卒，医治百万人民。倘若伤民疾，医帅岂可安宁？以行兵、用药，医帅不可不精也。

补泻法五十九法

夫欲行针，先用观神定志，然后审其俞穴，分明此穴主何病、通何路。既得其穴，先以右手持针重四两，左手按穴重七斤，令穴脉针开，使病人咳嗽一声，随即入针，则徐徐催之。令及分寸，则停针候气，左转动以相天，又吸气右转动以法地，再吸气提之以相人。所谓针有三才之道也。左转补之，右转泻之，皆以得为应。其气下来，再依前法刺之。自出针，以指按其穴，无令泻其真气。则吸气入针，呼气出针，不按其穴，令邪气从针窍而泄。

大概虚羸劳损痒麻，有补而无泻；伤寒暑湿疼痛，外来之疾，有泻而无补。

春夏刺浅，秋冬刺深。

此为补泻手指之法度也。

医道偈六十法

命星可推终准定，相法虽奇未易通，

若欲平生为善士，莫如医道有阴功。

天星十一穴六十一法

三里内庭穴，曲池合谷截，委中配承山，下至昆仑彻，

环跳与阳陵，通里并列缺。合担用法担，合截用法截。

但法用计取，莫与闲人说。三百六十穴①，不如十一穴。

此法少人知，金锁都开彻，有人若传授，何须用别诀②，

便是神针法，普济群生悦。

【点评】《针灸原枢》："三里内庭穴，曲池合谷彻，委中配承山，下至昆仑穴，环跳与阳陵，通里并列缺，合担用法担，合截用法截，三百六十穴，不如十一诀，北斗降真机，金锁都开彻，治病似神灵，犹如汤泼雪，学者细推寻，良功无尽极。"和《神书》有文字上的不同。

天星十一穴歌诀首见于《玉龙经》，《针灸大全》加"太冲"穴成为十二穴，并冠以金代道教全真派马丹阳之名。此后之书有从十一穴者，有从十二穴者。《针灸原枢》所录为十一穴，从"北斗降真机，金锁都开彻，治病似神灵，犹如汤泼雪，学者细推寻，

---

① 穴：原作"骨"，据医理改。

② 诀：原作"决"，据文理改。

良功无尽极"六句来看，既有道家之语，也有儒家之语，因此《针灸原枢》"天星十一穴法歌"似将《针灸大全》与《针灸聚英》后面几句综合改编而得，与《玉龙经》《针灸大成》和《神书》均有所不同。

担截法首载于《马丹阳天星十二穴治杂病歌》，记述足三里、内庭、曲池、合谷、委中、承山、太冲、昆仑、环跳、阳陵泉、通里、列缺十二要穴的定位、主治和刺灸法。歌赋云："合担用法担，合截用法截，三百六十穴，不出十二诀。"明代《针灸聚英》引凌云《拦江赋》："担截之中数几何？有担有截起沉疴。"倡用八脉交会穴和担截之法，对后世影响很大。对担、截二法，《针灸问对》："截者，截穴，用一穴也；担者，两穴，或手与足两穴，或两手、两足各一穴也""一说，右手提引谓之担，左手推按谓之截，担则气来，截则气去"。目前，多以担截法作为配穴原则与方法。

担截配穴法以四肢远端穴选配，用治胸、腹及头面疾患。单取肢体一侧穴，从中间独截，为截法。双取肢体两侧各一穴，或上肢一穴、下肢一穴，左右或上下相互呼应者，为担法。亦可将担法与截法配合起来应用，如上担下截、下担上截等。如治牙痛取双侧合谷穴为担法，单侧合谷为截法；治胃病取双侧内关、单侧公孙，是上担下截法；治腹痛取双侧公孙、单侧内关，是下担上截法。

经络分所属六十二法

三里足阳明胃经，内庭足阳明胃经，
曲池手阳明大肠经，合谷手阳明大肠经，
委中足太阳膀胱经，承山足太阳膀胱经，

昆仑足太阳膀胱经，环跳足少阳胆经，

列缺手太阴肺经。

足下有病，上取；头上有病，下取；左边有病，右取，右边有病，左取。

治病手法歌六十三法

三里二穴热，脉洪，泻提数次，提刮战二七次，气下三五次，向上摄提数次，不灸。寒，脉微，补，刮搓捻，次推按数次，气上数次，升阳数次，灸七壮。

三里在膝下，三寸两筋间，能针心腹胀，善治胃中寒，

肠鸣并积聚，腿肿膝胫酸，劳伤羸瘦损，气蛊病诸般，

人过三旬后，针灸眼便宽，左瘫并右痪，风疾两相关，

捻穴须举足，得法不为难。

内庭二穴热，脉洪，提泻刮战五七次，搜摄数次，深提摄、气下五七次，不灸。寒，脉微，补七次，按刮数次，推按循、气上数次，搓捻数次，灸五壮。

内庭二足①间，胃脉足阳明，针治四肢厥，喜静恶闻声，

瘾疹咽赤痛，数次及牙疼，疟疾不思食，针着便惺惺，

谷海停痰盛，宣通气自升。

曲池二穴热，脉洪，提泻刮战五七次，搜摄数次，深提摄、气下五七次，不灸。寒，脉微，补刮推按循、气上数次，搓捻数次，搜摄按刮数次，灸五壮。

曲池曲肘里，曲骨陷中求，善疗肘中病，便风便不收，

抛弓开不得，筋缓怎梳头，喉开促为绝，发热更无休，

遍身风疙痒，针灸必须瘳。

合谷二穴热，脉洪，提泻五七次，搜刮五七次，循摄提、气上、气下五七次，不灸。寒，脉微，补刮十次，气上五七次，按三次，搓三次，循搜五七次，灸三壮。

---

① 二足：当据医理改作"二趾"。

合谷在虎口，两指歧骨间，头疼并面热，疟疾热还寒，

热病汗不出，目视暗慢慢，齿龋并鼻衄，口噤不能言，

针入着深浅，可令人即安。

委中二穴禁灸。热，脉洪，提泻五七次，搜摄循提、气上、气下，出血。寒，脉

微，补刮五七次，推按循刮气上、气下五次，不出血。

委中曲䐐里，动脉腘中央，腰重不能举，沉沉来脊梁，

风痹髀枢①病，热病不能凉，膝头难屈曲，遗尿不得安。

承山二穴热，脉洪，提泻五七次，搜刮三五次，战提三次，向上摄提数次，不灸。

寒，脉微，提补三五次，搜刮三五次，搓三次，捻循提气上，三壮。

承山在鱼腹，腨肠在肉间，善治腰背痛，痔病大便难，

脚气膝下肿，股重颤酸疼，霍乱转筋急，穴中刺便安，

起身立不得，饮食更难餐。

昆仑二穴热，脉洪，战提七次，搜刮七次，循摄、气下十次，提搓向下捻，不灸。

寒，脉微，补三五次，推按搓五七次，循、气上三五次，停呼三十度，三壮。

昆仑足外踝，后跟歧骨寻，腨肿腰尻痛，腿脚及连阴，

头疼肩背急，暴喘闷冲心，踏地行不行，举足便呻吟，

鼻衄多为患，惊痫瘛疭深，若要求安乐，须于此穴针。

环跳二穴热，脉洪，提刮十次，按摄战泻十次，升阳、气下五七次，不灸。寒，脉

微，搓补数次，按三次，捻三次，升阳、气上三次，七壮。

环跳在髀枢②，侧卧不足舒，上足屈求得，能治毒狗冷，

痹并湿痹麻，身体似神诛，腰腿连腨痛，难伸转呼吸，

但能针与灸，此穴勿疏虞。

阳陵泉二穴热，脉洪，提刮五次，泻三五次，提二次，搜刮三五次，升阳、气下。

寒，脉微，补三次，按三次，搓三次，捻三次，升阳、气上三次，三壮。

阳陵居膝下，一寸外踝中，膝头难屈曲，起坐似寒翁，

---

① 髀枢：原作"脾枢"，据医理改。

② 髀枢：原作"背枢"，据医理改。

举身飞不起，冷痹及偏风，试把针微刺，方知有异功，

胆肝为表里，流注最相攻。

通里二穴_热，脉洪，提泻五次，搓搜摄五七次，循提、升阳、气下，不灸。寒，脉微，补七次，按刮七次，升阳、气上三次，又循按气三次，三壮。

通里在腕①后，量度一寸中，频伸仍缩欠，烦恼又心冲，

肘背连臑痛，头腮两颊红，实即四肢肿，喉闭气难通，

虚则不能语，口苦呕无纵，针入看深浅，神功实不同，

神观司此穴，暴哑一针通。

列缺二穴_热，脉洪，提七次，搜摄循提、气下、升阳三五次②，不灸。寒，脉微，按三次，搓三次，捻三次，刮、升阳、气上三次，三壮。

列缺腕侧上，头指手交叉，举疗偏风患，半身时木麻，

肘腕全无力，口噤不开牙，咳嗽掌中热，寒疟呕增加，

喜笑纵唇口，健忘不绝些，针入看深浅，妙手有人夸，

三呼留得住，五吸泻为佳。天星十一穴，活法妙无加。

【点评】本书不仅对天星十一穴有部位、主治的简明歌括，还有寒热病证针刺补泻和手法操作。具有独特的学术价值，对病证临床治疗有具体的指导意义。

八法流注六十四法

公孙临泣内关中，后溪列缺肺属金，

外关申脉照海穴，若明此穴值千金。

第一，公孙二穴_热，脉洪，提刮三五次，泻三五次，搜摄战三五次，升阳、气下，不灸。寒，脉微，补三五次，搓三五次，捻三五次，升阳三次，三壮。

---

① 腕：原作"脘"，据文理改。

② 次：原脱，据上下文补。

公孙前穴属于脾，心腹胀满足难医，

五膈①结胸中满病，胎衣不下血昏迷，滑肠泻痢腹脐痛，

肠风下血漏疟疾，五膈五噎冷积病，

小儿脱肛痢难医，里急后重但便血，

痰气中满喘声齐，久积更兼儿块病，神针下处立除危。

第二，临泣二穴热，脉洪，提刮五次，泻五次，循摄战三次五次，升阴、气下三五次，不灸。寒，脉微，补三五次，按三次，搓三次五次，升阳、气上三五次，三壮。

临泣后穴胆家源，咽喉肿痛及伤寒，

手指摽提足跌患，四肢麻木手筋挛，

筋骨疼痛虚烦躁，浮肿瘙痒目昏眩，

赤目牙疼膝胫痛，雷风头紧项强�，

胁气耳聋身体重，神针下处便完全。

第三，内关二穴热，脉洪，提三五次，泻三五次，搜刮五次，升阴、气下三五次，不灸。寒，脉微，按七次，刮七次，搓五次，捻三次，升阳、气上三次，三壮。

内关内穴出真心，中满不快结胸深，

肠冷腰疼并泻痢，冷物不化米谷侵，

五膈气疾并后重，妇人无血热相攻，

男子女人并积病，一针取效值千金。

第四，外关二穴热，脉洪，提三次，泻三次，刮十次，循摄七次，升阴、气下，停呼十度。寒，脉微，按刮十次，循推、气上三五次，补七次，升阳三次，三壮。

外关内穴起三焦，手足发热痛眉梢，

产后大风身体重，伤寒病瘥后发潮，

血风流泪并眼暗，四肢不顺骨筋高，

耳鸣盗汗并身重，一下神针自便消。

第五，后溪二穴热，脉洪，提五次，刮战五次，循摄三次，搜摄战提七次，升

---

① 五膈：原作"五涌"，据医理改。

阴、气下。寒，脉微，按三次，搓三次，捻三次，推刮战三次，升阳、气上，停呼。

小肠原穴后溪间，手足举挛重似山，

伤寒盗汗并膝重，咽喉闭塞口中干，

头疼项强并冷泪，破伤风发似颠狂，

产后汗多难可治，神针下处即时安。

第六，列缺二穴 _{热，脉洪，提泻三五次，搜刮战三五次，升阴、气下三五七次。}

寒，脉微，补三五次，按刮三五次，推战循、升阳、气上，三壮。

掌后指齐名列缺，小肠提痛便脓血，

妇人血块死胎深，食痛泻痢寒气噎，

肠风下血痔漏疾，产后迷心便不说，

小便赤涩大便燥，小儿食痛加食噎，

腰心后痛心烦满，下针有如汤浇雪。

第七，申脉二穴 _{热，脉洪，泻二次，提三次，搜刮三次，循摄提、气下三五次。}

寒，脉微，推战按刮七次，循摄、气上五次，补三五次，三壮。

申脉穴下出阳跷，腰疼脊痛胫还高，

肢节烦痛手足强，伤寒头痛目如盲，

身体重时兼自汗，眉棱骨①眼似针挑，

产后恶寒腿膝痛，顽麻吹乳气冲腰，

鼻衄流血目内眦，下针使瘥似神疗。

第八，照海二穴 _{热，脉洪，提泻三五次，补摄、气下三五次，搜刮战三五次。}

寒，脉微，补三五次，推按三五次，升阳、气上三五次，三壮。

照海阴穴近太溪，妇人血气并胎衣，

产后血虚儿枕痛，吐食噎闭小肠疾，

大便不通并淋沥，心烦腹胀不曾饥，

气块更兼强气痛，一针痊可显名医。

---

① 眉棱骨：原作"眉峻骨"，据文义改。

八穴所属：公孙脾属土，临泣胆属木，内关包络里，后溪小肠火，列缺肺属金，外关三焦火，申脉膀胱水，照海肾属水。

【点评】本书不仅对八法八穴有部位、主治的简明歌括，还有寒热病证针刺补泻和手法操作。具有一定的学术价值，对病证临床治疗有具体的指导意义。

八法歌病源呼吸补泻六十五法

灵医留传妙法门，八法随身至宝珍，
补泻呼吸依妙法，治病除疴值千金。
男子补虚呵外转，泻实吸取里头存，
吸补妇人家里坐，泻实吹与外根寻。
后溪小肠三焦中，肺经列缺内关心，
脾是公孙照海肾，临泣会胆膀胱申。
头疼眉搐腰脚痛，鼻衄须知破伤风，
先针后溪并申脉，呼吸补泻妙神功。
腿疼疝气兼头痛，申脉临泣用神针，
牙疼内外关列缺，又觅公孙照海中。
膈气呕吐食难消，针其内关与公孙，
照海穴中宜补泻，进食降气便开荣。
咳嗽呕吐治无因，大便闭涩又难通，
诸方求药难痊疴，公孙列缺效神功。
腹满胀胀气难任，内关补泻是公孙，
胁肋痛时频声唤，列缺内关用金针。
心气痛时难忍受，内关照海并公孙，
喉闭肿痛气不通，照海列缺用金针。
疝气痛时公孙补，照海内关列缺针，

伤寒腹满并结胸，先针内关共公孙。

喉闭肿痛气不通，内关申脉用针通，

失音不语是中风，照海内关五会中，

敬简因风针五会，外关照海后溪功。

牙关紧急与惊风，内关列缺有神功，

发热舌强难言语，照海开关便安宁。

背疼臂痛并耳聋，外关后溪下针分，

背中痛时难伸屈，申脉后溪二穴中。

咳嗽上喘便秘结，公孙照海用金针，

久疟牙疼小肠痛，大便秘结列缺功。

小便不通淋沥痛，申脉后溪陷中针，

妇人经络不调匀，照海公孙内关寻。

经络漏下血山崩，内关照海及公孙，

赤目痛时难忍受，列缺外关便开荣。

医功若会神仙法，万两黄金也不传，

治病除疴如影响，诸般痼疾一时倾。

又曰

流注之法最难求，呼吸临时在手头，

呼则为阳针顺转，吸则为阴逆水流。

呼吸三五度，血气遍身流。

乾属公孙艮内关，震宫归外巽溪间，

离归列缺坤申脉，照海临泣兑坎关。

补泻浮沉分逆顺，得时呼吸不为难，

相传秘密神针法。

【点评】卷三"八法歌病源呼吸补泻六十五法"以上的文字，基本为《神书》3卷本。

阴阳天干日

甲丙戊庚壬属阳，乙丁己辛癸属阴。

十干所属：甲乙属木，丙丁属火，戊己属土，庚辛属金，壬癸属水。

十干相生：甲木生丙火，丙火生戊土，戊土生庚金，庚金生壬水，壬水生甲木，乙木生丁火，丁火生己土，己土生辛金，辛金生癸水。

十二经配合十二支：寅肺卯大肠，辰胃巳脾乡，午心未小肠，申膀酉肾当，戌与心包配，亥合三焦方，子胆丑肝位，支经配合强。

阳干日：甲丙戊寅壬，丙戊庚壬申，戊庚壬甲丙，庚壬甲丙戊，壬申丙戊庚。

阴干日：乙丁己辛癸，丁己辛癸乙，己辛癸乙丁，辛癸乙丁己，癸乙丁己辛。

窍金水谷陷谷甲，原墟太溪其土中，
大敦少府所过原，经渠阴谷亦同宫。
少泽内庭三间丙，腕骨昆仑阴陵逢，
少冲大都太原丁，复溜曲泉血可攻。
厉兑二间束骨戊，原阴阴辅小海通，
隐白鱼际口溪巳，中针少海有神功。
商阳通谷临泣庚，原谷阳谷三里申，
少商然骨太冲辛。原灵道随陵泉从，
至阴侠溪后溪壬，京骨解溪曲池辰，
涌泉行间神门癸。商丘尺泽是同宗，
三焦在膀心包肾，用针须要细排输。

修制药饵者造针法时日

宜戊辰，己巳，庚午，壬申，乙亥，戊寅，甲申，丙戌，辛卯，乙未，丙午，丁未，辛亥，己未。除开破日，忌辛未，乃扁鹊死日。

求医服药针灸吉日

宜丁卯，庚午，甲戌，丙子，丁丑，壬午，甲申，丙戌，丁亥，辛卯，壬辰，癸丑，乙卯，丙辰，己未，壬戌，乙亥，戊申，戊戌，壬子，丙申，甲辰，丙午。

天医、天巫、天解，要安生气活曜，天月二德，二德合日。服药，忌扁鹊死日，男忌除，女忌破日。针灸，忌人所在，白虎、黑道、月厌、月杀、独火、受死、人别、血支、血忌人隔日。

每月六日、十五、十八、二十三、二十八、小尽，疗病令人长病不安。

孙子中家传崔氏四花穴法

夫含灵受气，禀之于五行；摄生乘理，降之于六疾。若岐黄广起蔚旨，旧经攻灸兼行，显著斯疾。骨蒸病者，亦名传尸，亦名殗殜，亦称复连，亦曰无辜。文史以癖气为根，妇人以血气为本，无问少长，多染此病。婴孺之流，传注更苦。其为患也，发干而耸，或聚或分；或腹中有块，或脑后两边有小结，多者乃至五六；或夜卧盗汗，梦与鬼交，虽目视分明，而四肢无力；或上气食少，渐就沉羸，纵延时日，终于殡尽。

予昔忝洛州司马，尝三十日灸活一十三人，前后差者，数逾二百。至于狸骨、獭肝①，徒闻曩说，金牙、铜鼻，罕见莫能。未若此方扶危拯急，非止单攻骨蒸，又别疗气、疗风，或瘅或劳，或邪或癖。患或壮广，灸活者不可具录，略陈梗概，又恐传授讹谬，以误将来。今故具图取状，庶令览者易悉，使所在流布，须用家藏，未暇外请名医，傍求上栾。还魂返魄，何难之有？遇斯疾者，可不知所务乎！

唐中书侍郎崔知悌序。

取穴法

先两穴，令患人平身立正，取一细绳，遏之勿令展缩，顺脚底贴肉紧踏之，男左女右。其绳前头与大拇指端齐，后头令当脚跟中心，向后引绳，循脚肚贴肉，宜上至曲䐈中大横纹截断。

又令患人解发，分两边令见头缝，自囟门平分至脑后，乃平身正坐，取向所截一头，令与鼻端齐，引绳向上，正循头缝，至脑后贴肉垂下，循脊骨引绳向下，至绳尽处，当脊骨以墨点记之。墨点不是灸处。

又取一绳子，令患人合口，将绳子按于口上两吻，却勾起绳子中心，至鼻柱根下。如今此样，便齐两吻，截断。将此绳展令直②，于前来脊骨上墨点处，横量取平，勿令高下。绳子先用中指，当中以墨记之。却展开绳子，横量，以绳子上墨点正压脊骨上墨点为正，两头取平，勿令高下。于绳子两头以白圈记，白圈是灸处。

以上是第一次，点二穴。

次二穴，令其人平身正坐，稍缩臂膊，取一绳，绕项向前，双垂与鸠尾齐鸠尾是心歧骨。人有无心歧骨者，双胸前两歧骨下量取一寸，即是鸠尾也。即双截断，却背翻绳头，向后以绳子中停取心，正令当喉咙结骨上。其绳两头

---

① 肝：原作"犴"，据医理改。
② 直：原作"宣"，据同治本改。

夹项双垂，循脊骨以墨点记之。墨点不是灸处。

又取一绳子，令患人合口横量，齐两吻，截断。还于脊骨上，以墨点处横量如法。绳子两头以白圈记之。白圈即是灸处。

以上第二次点火。通前共四穴，同时灸，日别各七壮。累灸至一百壮，或一百五十壮为妙。候疮欲瘥，又依后法灸二穴。

又次二穴，以第二穴量口吻绳子，于第二次双绳头尽处墨点上，于上下绳头尽处，以白圈两穴。白圈是灸处。

以上第三次，点两穴。谓之四花穴。灸两穴，各百壮。三次共六花穴。

各取离日，量度讫。即下火。唯须三月三日艾最佳。疾差，百日以内慎饮食房事，安息静处将息。若一月后，觉未差，复依初穴上再灸。

图形壮具于后①。

【点评】卷三末附有与明中期刊本《十药神书》合刊之《孙子中家传崔氏四花穴法》及《上清紫庭追劳仙方》，具体可参"补肺脏劳极虚成散"后的点评。

凡骨蒸之后所起，辨验有二十二种，并依上项灸之。

一胞蒸，小便赤黄。

二房欲蒸，男女遗尿失精，女人月水不调。

三脑蒸，头眩热闷。

四髓蒸，觉沸热。

五骨蒸，齿黑。

六筋蒸，甲焦。

七血蒸，发焦。

八脉蒸，缓急不调。

---

① 图形壮具于后：原文以下有 10 幅图，删之。

九肝蒸，或时眼前昏花。

十心蒸，舌焦或疮，或时胸满。

十一脾蒸，唇焦所，或口疮。

十二肺蒸，口干生疮。

十三肾蒸，耳干焦。

十四膀胱蒸，右耳热①。

十六胃蒸，舌下痛。

十七小肠蒸，下泄不禁。

十八大肠蒸，右鼻孔痛。

十九三焦蒸，乍寒乍热。

二十肉蒸，别人觉热，自觉冷。

二十一皮蒸，肉生鸡粟起，是皮蒸。

二十二气蒸，遍身壮热，不自安息。

用针尺寸取穴法

凡孔穴尺寸，皆随人身形大小，须分男左女右，量手指中心一节，两横纹中心为一寸。此为周身尺也。

艾灸大小法

凡艾炷，须令脚跟足三分。若不足，恐覆孔穴不闭，穴中经脉之②气不行，即不能祛③邪气、引正气。虽小儿必以中指取为准。

---

① 此下，底本、同治本均脱第 15 条。

② 之：原作"大"，据文理改。

③ 祛：原作"抽"，据医理改。

取艾法

端午日，日未出，于艾中以意求其似人者，辄指之以灸，殊有效。幼时见一书中云尔，忘其何书也。艾未有真人也，于明昧间苟以意命之。万法皆妄，无一真者，此可疑也。

用火法

黄帝曰：松、柏、枣、榆、柳、柿、竹等木，用火灸，必害肌血，慎不可用。凡取火，宜嘀石取，或水晶镜子，于日中得其太阳火。若①天阴，以槐木取火，亦良。

孙子中增添三法

缘旧方无泻火之法，今考凡灸必须泻火。若不泻火，恐伤其头目。先灸，当脊骨两旁横平上下四穴。待灸疮发半月余日，又灸，当脊骨中竖上下两穴。五日或七日之后，却于三里两穴，灸五壮或七壮，或针入寸半，宜泻，不宜补。

旧图十一个，欠少妇女缠脚短小者，非自然也，比量必不真，诚恐穴道参差，徒受痛楚，跣足裸体，亦不方便。今增添妇女一图②于后，移于右手肩俞穴点定，舒引线向下，至中拇指端肉尽处，不量指甲，截断，以代量之，方足用。又参详十二上下小儿，头足短者，若量足付之于头，则不真也，只可灸向下四穴可也。

十二穴：一月之中，上十日，虫头向上，从心至头，游四穴；中

---

① 若：原作"为"，据文理改。
② 今增添妇女一图：原文后有图，今删之。

十日，头内向，从心至膝，游四穴；下十日，虫头向下，从脐至足，游四穴。

若投符、用药可知。如紫蚕苗在汗中，盖虫性已通灵。切在精审，其或取虫不补。即学浅妄行，徒费赀，终无去病之理，不亦可悲也哉！

师曰：治传尸劳者，先须知正气与毒气并行。故脏腑有疑，即成虫壮，阳日长雄，阴日长雌。其食先脏腑脂膏，故其色白。五脏六腑已经食损，即皮聚毛脱，妇人即月事不通，血脉皆损，不能荣于五脏六腑也。七十日后，食血气肉尽，故其虫黄赤，损于肌肉，故变瘦劣，饮食不能养肤，筋缓不能收持。一百二十日外，血肉尽，故其虫紫，即食精髓，传于肾中。食精，故其虫色黑。食髓，即骨痿不能起于床枕。诸虫久即生毛，毛色杂花，钟孕五脏五行之气。传之三人，即能自飞，其状如禽，多异品类。传人肾经，不可救治。

法之所载者，能徙利后。其色白，可三十日后服补药。其虫头赤者，食患人肉，可治。头口白者，食患人髓，其病难治，只宜断后。故经曰：六十日者，十得七八；其人八十日治者，十得三四人。过此以往，未知全生。但可为孙子除害耳。

今以六代所传虫状病证，一一详着于后。

治劳取虫经验天灵盖散

天灵盖两指人，以檀香煎汤过，用酥涂炙。咒七遍云：雷公神，电母圣，逢传劳，便须定，急急如律令 槟榔如鸡子五个，为末 阿魏二分，细研 麝香三分，另研 辰砂一分，另研 连珠甘遂二分，为末，一本用此味 安息香三分，铜刀子切入钵内，研，同诸药拌和匀

上六味，研细末，和令匀。每服三大铜钱，同后汤使下。

薤白三七茎 青蒿二握 甘草二茎五寸许 葱白二七茎 桃枝以下并用白，东南嫩者 柳枝 桑白皮一云桑枝 酸石榴根一云枝，各二握七寸许

上八味，须选洁净处，采用童子小便四升，于银石器内，文武火煎至一升，滤去渣，分作三盏，将煎药末调下。五更初服。男患女煎，女患男煎。服后如觉欲吐，即用白梅肉止之。五更尽，觉脏腑鸣，须转下虫及恶物、黄水、异粪、异物。若一服未下，如人行五六里，又进一服。至天明时，更进一服，并温服。如泻不止，用龙骨、黄连等分为末，熟水调下五钱。次吃白梅粥补之。取下恶物并虫，以盆盛之，其虫或似蜣螂、蛇虺，或如蜈蚣、蜘蛛、蚯蚓之状，急如油火，并秽物并烧杀之。其身所着衣服荐褥，尽易烧之。食葱粥，将近住服后，主疗数日后夜，梦人哭泣相别，是其验也。

如取下得虫，看其口或青赤黄色，可治；如黑、白色，乃食人精髓，不可疗也。虽不可疗，亦绝后患。

又合此药时，却不得令病人闻其气息，恐虫闻其气。虽取下并煎时，亦不得令闻知。合药亦不得在病家。

修合药法

凡修合药时，先须斋戒，心志焚香，净扫一室，不得令鸡、犬、猫、孝子、妇人、一切秽浊之物来见，然后验。

补肝脏劳金明散

人参　知母　茯苓　秦艽　丁香　甘草炙　石膏煅，各等分
上件为末。每服二钱，用水一盏，葱白三寸，同煎至八分。通口服。

补心脏劳极守灵散

白茯苓　丁香　诃子各一两　桔梗　芍药　羌活　甘草炙，各一钱[①]

---

① 一钱：原作"一分"，似与前药用量不配，故改。

上件为细末。每服二钱，用水一盏，入耳环一双，葱白寸，同煎至八分。通口服。

补脾脏劳极魂停散

白药子　桔梗　人参　诃子皮　茯苓　甘草_炙　丁香_{各一钱}

上件为细末。每服二钱，用水盏，入蜜一匙，同煎至八分。通口服。

补肺脏劳极虚成散

枳实_{去穰，麸炒}　秦艽_{去芦}　白茯苓　芍药　麻黄_{去节}　元明粉　当归_{洗净}　茴香_{炒，各半两}　甘草_{炙，一钱}

上件为细末。每服二钱，用水一盏，姜七片、葱白三寸，同煎至七分。空心服。

【点评】据黄龙祥考证：《神书》卷三所附内容实抄自二书：其一为《孙子中家传崔氏四花穴法》，其二为《无上玄元三天心传玉堂宗旨治传尸劳虫总法》。其中第二书与明洪武年间《上清紫庭追劳仙方》内容基本相同，此书又先后被收于明代《青囊杂纂》及正统《道藏》中，并约于明永乐、宣德间与《孙子中家传崔氏四花穴法》附刊于《十药神书》后。

而现存4卷本《琼瑶神书》卷三末所附文字，正抄自此种附于《十药神书》的合刊本，而不是抄自单行本或《青囊杂纂》本或正统《道藏》本。理由有三：其一，《上清紫庭追劳仙方》与《孙子中家传崔氏四花穴法》合刊者，仅见于宁献王序刊之《十药神书》。其二，现存4卷本《琼瑶神书》卷三末所附文字及文序均与《十药神书》本吻合。其三，4卷本《琼瑶神书》所附《上清紫庭追劳仙方》欠卷首一段，所缺文字恰好相当于《十药神书》第23版(日本元禄三年富仓太兵卫刻本)整版文字。

《琼瑶神书》与《十药神书》是完全不同的两部"神书"。后人不大可能仅仅因为二者同题有"神书"二字，而将此二书合并为一书。可能3卷本《琼瑶神书》原书在明中期曾与同出于道家的《上清紫庭追劳仙方》《孙子中家传崔氏四花穴法》二书合抄，在传抄过程中，误将此三书错抄成一书。可以看出，现存清道光刻本卷三"八法歌病源呼吸补泻六十五法"之前的文字，除少量后人增补外，基本为原3卷本的内容。

一捻金九宫尻神①

坤一岁　震二　巽三　申四　乾五　兑六　艮七　离八　坎九
零九不用

五乾宫背面耳须知，九坎脚尻踝肘肚皮，
七艮项腰问忌针刺，二震居牙膊不须疑，
三巽头耳乳并鼻口，八膝胁离宫皆要知，
一坤胯不疑体见穴，六兑还膊手转难医，
四中宫劳骨与肩尾，此是尻神决定知。

【点评】《针灸原枢》九宫尻神歌："坤宫足踝震牙膊，巽宫头口乳相推②，中宫肩尻与交付，乾宫背面目须知，兑宫手膊两相益，艮宫腰项③远去回，离宫还归膝筋骨，坎宫脚肘肘肚皮。乾兑多头痛，微微六脉沉，寒热并冷气，其病在胸脾。坎离人人多

---

① 此篇原文有图，删之。
② 推：原作"椎"，据文理改。
③ 项：原作"须"，据医理改。

呕逆，若还得病最难医，须臾盗汗时时有，饮食难消渐渐羸，坤艮脾伤胃不开，心气结定在胸怀，脐腹胀痛连腰胯，梦里见怪虚悬崖，震巽相连手足麻，口生秽气眼生花，神天口硕皆相助，气满心中食不加。"详细对应到每一岁。卷末"九宫尻神"则以 8 句七言歌诀开始，后接"一岁起坤，二岁震，三岁起巽，一年一位，周而复始"一句及九宫文字男女占数，又接五言歌诀四句，再接七言歌诀 12 句。此部分歌诀内容既与前文有所重复，又在编排上混杂不清。同为歌诀的内容，有《医经小学》"逐年尻神"、《针灸大全》"九宫尻神歌"，为歌诀配圆盘图且内容简略。《针灸集书》"尻神起例"无歌诀，是与《针灸大全》相似而内容更为简略的圆盘图配文字。而《针灸聚英》"九宫尻神歌"引自《针灸大全》。《针灸大成》"九宫尻神禁忌图"，是与《针灸大全》不同的歌诀，配以八卦简图与文字。《神书》为手掌九宫图配 9 句八言歌诀，加七言歌一句。

三十日人神截法

一足大指、鼻柱、手小指。

二外踝、发际与初同。

三股内、牙齿又①及足。

四腰、胃脘、手阳明。

五口、阳明、足遍身。

六手、脑中，又在胸。

七踝、气冲，流在膝。

八腕、股内，及阴经。

---

① 又：原作"右"，音误，当据文理改作"又"。

九尻，在足膝胫取。

十腰、内踝，足跌中。

【点评】《针灸原枢》日神人身所在宜忌歌："初一十一廿一起，足拇(应为跚)鼻柱手小指；初二十二廿二配，外踝发际外踝位；初三十三二十三，股内牙齿足及肝；初四十四廿四有，腰间胃脘阳明手；初五十五二十五，口内遍身足阳明；初六十六廿六同，在手胸中又在胸；初七十七二十七，内踝气冲及在膝；初八十八廿八辰，在腕股内忌于阴；初九十九二十九，在尻在足膝胫后；初十二十三十日，腰背内踝足跌觅。"其内容与《针灸大全》《针灸聚英》基本相同。

《神书》做了简化，文字更为精炼，如将初一、十一、二十一三个含"一"的日期提取为"一"。所忌部位也有减少，如"三"少"肝"，"七"少内踝的"内"字，"十"少腰背的"背"字等。

九部人神不宜针灸

一岁脐心肘，轮流到咽口，头脊次第轮，膝足辕成九。

十二部人神不宜针灸

心喉头肩背，腰腹项足膝，阴股次第排，轮回十二周。

卷四 附方穴图①

十四经穴歌一②

手太阴肺经

中府云门天府列，侠白孔最尺泽穴，
列缺经渠太渊好，鱼际少商如韭叶。

手阳明大肠经

手于阳明起商阳，二间三间合谷藏，
阳溪偏历连温溜，下廉上廉三里长，
曲池肘髎随五里，臂臑肩髃巨骨常，
天鼎扶突禾髎接，终于迎香二十行。

手太阳小肠经

肩俞天宗及秉风③，曲垣肩外复肩中，

---

① 附方穴图：原文各经穴歌均附图 1 幅，自"手太阴肺经"至"不传督脉"共 30 幅，今删之。

② 十四经穴歌一：原无此标题，据下文内容补。

③ 秉风：原作"乘风"，据原书中附图文字改。

天窗天容上颧髎，却入耳边寻听宫，
支正少海肩贞走，腕骨阳谷可养老[①]，
少泽前谷后溪隅，太阳经[②]穴一十九。

手少阴心经

九穴极泉及少冲，青灵少海少府寻，
通里阴郄却灵道，心经穴法在神门。

足厥阴肝经

足厥大敦行间穴，太冲中封蠡沟列，
中都膝关至曲泉，阴包五里阴廉切，
羊午章门近期门，复始太阴云门接，
老师便使神针法，病人良久心中悦[③]。

足少阳胆经

少阳足重瞳子髎，四十三穴行迢迢，
听会客主额厌集，悬颅悬厘曲鬓翘，
率谷天冲浮白次，窍阴完骨本神僚，
阳白临泣开目窗，正营承灵及脑空[④]，
风池肩井渊液液，辄筋日月京门好，

---

① 养老：原作"养叟"，据原书中附图文字改。
② 经：原脱，据文理补，以成七言句。
③ 病人良久心中悦：原作"病人良心久中悦"，据文理改。
④ 脑空：原作"脑条"，据医理改。

带脉五枢维道续，居髎环跳下中渎，
阳关阳陵复阳交，外丘光明阳辅高，
胆经血穴通如此①。

足太阴脾经

隐白大指端内侧，爪角宛宛如韭叶，
本节后陷为大都，核骨下中寻太白，
公孙节后一寸关，商丘踝下微前安，
三阴交上踝三寸，骨外陷中仔细看，
更上三寸太阴络，一名陷骨须审约，
膝下五寸寻地机，阴陵泉穴宜斟酌，
血海三寸上膝髌，内廉之际白肉分，
鱼腹上越起斤处，腹内动脉为箕门。

足少阴肾经

涌泉起足少阴肾，屈足卷指中心定，
然谷针上内踝前，大骨陷中宜阳立，
太溪踝旁跟有脉，大钟跟后曲中拘，
水泉溪踝下一寸，踝下即是照海穴，
复溜二寸踝上参，交信后廉以筋骨，
腨分六寸寻筑宾，阴足脉内取来难，
辅骨之下大筋下，小斤之上屈脉安。

---

　　① 胆经血穴通如此：以下原脱，不足"四十三穴"，同治本同。下文"十四经穴歌二"之
足少阳胆经，文亦有脱。他经也有如此情况，不再赘述。

足阳明胃经

罕有五穴足阳明，承泣四白巨髎经，
地仓大迎颊车峙，下关头维人迎对，
水突气舍连缺盆，气户库房屋翳迎，
膺窗乳中延乳根，不容承满梁门分，
关门太乙滑肉门，天枢外陵大巨存，
水道归来冲次髀，伏兔阴市走梁丘，
犊鼻足下三里上，上廉条口下廉逢，
丰隆解溪冲阳足，陷谷终从厉内庭。

足太阳膀胱经

足太阳穴六十二，睛明攒竹参差参，
五处承光上通天，络却玉枕天柱毕，
大杼风门引肺俞，厥俞心俞膈俞住，
胆俞肝俞脾俞通，胃俞三焦肾俞中，
大肠小肠膀胱俞，中膂白环两俞输，
自从大杼白环去，脊中三尺肩上髎，
次髎中复下会阳，承扶殷门至浮郄，
委阳委中罅膊内，挟脊附分①当太阳，
行皆第二行魄户，膏肓神堂谚语路，
膈关魂门旁阳纲，胃仓肓门意舍至，
胞肓并行下秩边，藏舍周已合阳昱，

---

① 附分：原作"附兮"，据医理改。

承筋承山居其次，飞阳跗阳至昆仑，
仆参申脉连金门，京骨束骨入通谷，
小指外侧至阴会。

手厥阴心包经

九穴厥阴天池会，天泉曲泽都无异，
郄门间使内关停，大陵劳宫中冲备。

手少阳三焦经

二十三穴手少阳，关冲液门中渚旁，
阳池外关支沟会，会宗三阳四渎配，
天井穴合清冷渊，消泺臑会肩髎偏，
天髎天牖同翳风，瘈脉颅息角孙通，
耳门禾髎丝竹空。

任脉经

任脉经兮三起于，会阴上曲骨中极，
关元石门气海接，阴交神阙水分立，
下脘建里循中脘，上脘巨阙起鸠尾，
中庭膻中带玉堂，紫宫又行华盖处，
璇玑天突廉泉冷，上颐还以承浆起。

督脉经

督脉皆行二十七，穴始长强接腰俞，

阳关命门当悬枢，脊中筋缩①行至阳②，
灵台神道长身柱，陶道大椎俞哑门③，
风府脑户连强间，后顶百会前顶会，
上星神庭到素髎，水沟兑端龈交住。

十四经穴歌二

手太阴肺经

为君试举手太阴，少商手指细端寻，
鱼际大指本节后，太渊出掌后中心，
经渠寸口陷中是，列缺腕上半寸针，
孔最腕上量七寸，尺泽肘中约文论，
侠白出在天府下，去肘五寸动脉应，
天府腋下凡三寸，刺衄不止功可胜。

手阳明大肠经

手阳明经属大肠，食指内侧名商阳，
本节前有二间穴，本节后有三间当，
歧骨陷中寻合谷，阳溪腕中上侧详，
腕后三寸是偏历，五六寸间侧温溜，
曲肘曲中求曲池，池上三寸三里有，
上廉里下侧一寸，廉此下一寸灸肘，

---

① 筋缩：原作"筋束"，据医理改。
② 至阳：至作"阳至"，据医理改。
③ 哑门：原作"哑会"，据医理改。

肘髎①大骨外廉上，五里肘下三寸取，
臂臑肘上一寸量，肩髎之下穴当别。

手少阴心经

小指内廉名中冲，少府节后直营宫，
腕后一寸名通里，阴郄掌后为液中，
神门掌后锐骨端，掌后半寸灵道通，
少海肘内节后是，青灵肘上三寸容，
更有极泉凡二穴，腋下筋脉贯入胸。

手太阳小肠经

小指之端手少泽，前谷外侧节前穴，
节后陷中为后溪，腕骨陷中寻外侧，
锐骨之间阳谷讨，踝骨去陷为养老，
支正腕后量五寸，少海肘端五分巧。

足厥阴肝经

大敦拇指看毛聚，行间指间动脉处，
节后寸半或二寸，太冲有脉诚堪据，
中封一寸内踝前，蠡沟踝上五寸专，
踝上七寸名中都，膝关鼻下二寸余，
曲泉膝内辅骨下，大筋上下索筋罅，
阴包四寸膝以上②，内廉筋间索其当，

---

① 肘髎：原作"器肘"，据文理改。
② 以上：原作"已上"，据文理改。

五里三寸气下冲，有脉有动阴股中，
羊失之下曰阴廉，气冲相去二寸通。

足少阳胆经

小指次指胆所起，窍阴去爪韭叶是，
歧骨节前名侠溪，地五会兮一寸是，
侠溪寸半至临泣，丘墟踝下如前此，
悬钟踝上三寸收，阳辅四寸踝上头，
五寸光明穴更有，七寸名外丘阳交①，
针取对一寸膝外，二寸阳陵又阳关，
腋上三寸是中渎，外膝五寸风市②中，
垂手点到指尽处，环跳侧取细参是。

足太阴脾经

二十一穴太阴脾，隐白大都太白随，
公孙商丘三阴交，漏谷地机阴陵拗，
血海箕门冲门③开，府舍腹结大横排，
胸乡周荣大包随。

足少阴肾经

足少阴穴二十七，涌泉然骨太溪益，

---

① 阳交：原作"阳角"，据文理改。
② 风市：原作"翳风"，据医理改。
③ 冲门：原作"爵门"，据医理改。

大钟照海通水泉，复溜交信筑宾连，
阴谷横骨①大赫亦，气穴四满中注立，
肓俞商曲石关蹲，阴都通谷幽门僻，
步廊神封接灵墟，神藏或中俞府推。

足阳明胃经

阳明并穴起厉兑，大次指端应属胃，
上指外间是内庭，节后三寸陷谷位，
此是三寸或二寸，冲阳动脉还相应，
解溪更后寸半中，踝上八寸丰隆正，
三里膝下三寸强，上巨虚下三寸量，
下巨虚兮三寸②取，中折寸半条口当，
膝髌之下有犊鼻，膝上二寸梁丘的，
阴市三伏伏兔穴，髀关兔后思分中，
膝眼四穴又不同，膝头骨下两旁取，
陷中仔细寻其宗。

足太阳膀胱经

至阴为足膀胱井，小指外侧韭叶定，
通谷节前束骨后，大骨之下京骨应，
申脉踝下客爪甲，金门踝下毋相杂，
仆参跟骨之下寻，踝后经上外昆仑，

---

① 横骨：原作"横谷"，据医理改。
② 三寸：原作"三分"，据医理改。

跗阳踝下三寸正，飞扬九寸或七寸，
承山腨肠分两道，承筋腨中针切禁，
约文之下寻合阳，二寸上按委中当，
郄有承扶二穴远，尻臀①下股横纹决，
更有五寸浮郄接，二寸都是殷门穴，
更有二穴近委阳，三焦下甫②均须别。

手厥阴心包络经

中冲穴出中指端，屈指劳宫取掌间，
大陵掌后筋间使，去腕二寸寻内关，
郄门去腕上五寸，间使二寸两筋间，
内廉陷中看曲泽，天泉腋下二寸间。

手少阳三焦经

关冲名指外端论，小次指间名液门，
中渚次指中节后，阳池表腕有穴寸，
腕后二寸外关络，支沟腕上三寸约，
会宗三寸空中求，消息一寸毋会错，
支沟上寸背大脉，此是三阳络断穴，
四渎肘前大骨外，天井曲肘后寻侧，
清冷渊肘上三寸，消泺肩下臂外索。

---

① 尻臀：原作"虎臀"，承扶穴在尻臀下、股阴上约纹中，故改。
② 甫：当作"辅"，委阳又名三焦下辅俞。

不传异穴

后溪小指小肠经，内关田里厥阴心，
列缺肺经天泽下，三焦穴道外关家。

不传异穴

公孙一穴大指后，肾经穴道照海就，
独有临泣属胆经，申脉膀胱脚下透①。

　　【点评】此二处"不传异穴"实为《针经指南》"流注八穴"内容，但仅言穴名及所属十二正经，未言所通奇经八脉。从此至文末所载内容与窦氏针灸特征极其吻合，如"流注八穴"、透穴刺法、针刺深度等等均与《窦太师针经》所载相合，故此部分歌诀极有可能由《窦太师针经》所载经穴改编而来。

不传督脉

八穴自从督脉取，陶道微穴由顶始，
三节身柱神道上，命门阳关腰眼里，
惟有腰俞上阳关，长强俞下急急取。

穴道分寸歌括

尝闻穴道在乎分寸之间，取法周身之处，编成歌括，心玩意会。

---

　　①　原书此段文字后有图，列有承浆、廉泉、华盖、璇玑、中庭、鸠尾、巨阙、曲骨、会阴九穴位置，当有"不传任脉"歌赋文字，然底本、同治本均脱，存疑。

八法穴道

内关掌后取，二寸两筋底，取穴陷中央，直透外关使。
公孙足大指，内侧节后取，一寸陷之中，坐蜷两足底。
外关手腕中，骨后二寸处，针透内关前，两取施妙济。
临泣足小指，次指在其旁，本节后侠溪，寸半穴中藏。
列缺腕骨侧，两手两交叉，中指头尽处，没皮半寸加。
照海在内踝，二寸下肉间，横针寸五分，补泻有后先。
申脉外踝下，陷中肉际①边，五分针取用，直刺照海②间。
后溪手小指，外侧节五分，捻拳纹尖上，一寸透掌心。

【点评】此歌诀中，腧穴定位、取穴法及透穴刺法均与《窦太师针经》相合。

天星十一穴

三里在膝下，三寸外廉间，举足两筋取，针行寸半安。
内庭足二指，陷中刺三分，腹痛单用泻，虚冷补相当。
曲池肘骨中，屈肘缝尖是，手拱向胸前，使针二寸住。
合谷手大指，次指歧骨间，虎口内一寸，刺入一寸看。
委中足后腕，脉应在纹中，取穴要端详，二寸半处明。
承山足后踝，上去八寸分，足腨肠下穴，二寸五分中。
昆仑足外踝，后跟陷中针，直流吕细穴，方可一寸深。
环跳在髀枢，侧取下足舒，屈起上边足，深浅一寸医。
阳陵膝下点，一寸外廉旁，偏身风不随，三分刺可详。
通里两手间，起骨后一寸，直使一寸深，效治四肢病。

---

① 肉际：原作"内际"，据医理改。
② 照海：原作"照心"，据医理改。

【点评】此歌诀题名与《扁鹊神应针灸玉龙经》相同，均言"天星十一穴"，而非《针灸大全》《针灸聚英》等所载"马丹阳(薛真人)天星十二穴"，但此处少"列缺"穴，各穴取穴法、定位法、针刺深度等与《窦太师针经》大致相同。

流注六十穴道

少商大指端，爪甲韭叶看，沿皮向外取，三分针自安。

鱼际手大指，节后散脉中，一分以沿皮，向后太渊通。

太渊掌后穴，陷中取动脉，刺入三分深，专治气将绝。

经渠寸口中，二寸中相因，针治诸走气，一寸刺除根。

尺泽肘中纹，动脉手挛寻，刺入一寸半，医瘳腰胁疼。

商阳次指侧，爪甲一分穴，沿皮向后取，三分针奇特。

二间手大指，次指本节前，内侧陷中阳，针刺效先贤。

三间手大指，次指节后取，第三陷中平，三分真有理。

阳溪手腕骨，上侧两筋仿，五分针到穴，虚溺如反掌。

少冲手小指，内廉爪甲起，角边如韭叶，三分针可矣。

少府手小指，本节后陷中，掌中烦热症，针刺取五分。

神门在掌后，骨端针五分，沿皮向前取，直透腕骨中。

灵道手腕骨，后寸五分内，沿皮向前取，寸半针效速。

少海取穴手叉腰，肘骨内廉天井交，

旁开五分在少海，右边小海寸针高。

少泽小指端，外侧爪甲处，沿皮向后取，三分针内刺。

前谷①手小指，外侧本节取，穴在陷中间，二分针中使。

阳谷手外侧，腕骨大筋间，筋骨分中取，针透腕骨边。

---

① 前谷：原作"前骨"，据文理改。

中冲中指端，爪甲①韭叶间，沿皮向后取，针透鱼腹间。

劳宫手在掌，动脉是中央，屈放无名指，点穴正相当。

大陵掌后取，两筋陷中使，横纹定其穴，寸半针入里。

间使手掌后，三寸两筋间，针透支沟穴，疟疾得痊安。

曲泽在肘内，横纹穴上针，一寸指下的，禁灸免劳心。

关冲无名指，爪甲后三分，斜针取巧用，补泻在功能。

液门手次指，捻拳按桌子②，沿皮外一寸，针透阳池使。

中渚手次指，本节后液门，五分沿皮去，二寸向后行。

阳池手上腕，大骨节两间，针入五分灸，效取十全功。

支沟手腕后，三寸两骨间，针透间使穴，脉道气交泰。

天井肘间外，骨后一寸在，两筋针一分，瘰疬灸无赛。

大敦足大指，爪甲一分取，沿皮向后针，三分刺依理。

行间足大指，次指歧缝间，动脉应其穴，一寸刺相当。

太冲在足背，折取行间对，上量二寸中，五分针入内。

中封内踝前，仰足一寸边，骨尖平过昱，半寸刺无偏。

曲泉膝内看，辅骨大筋半，陷脉屈中取，寸半针功按。

窍阴③足小指，次指爪甲端，韭叶二分刺，艾火又加添。

侠溪足小指，次指歧缝间，直针取七分，胀满即时宽。

丘墟足外踝，临泣穴相逢，二寸量到处，寸半刺其功。

阳辅外踝上，四寸辅骨半，横刺三寸深，左瘫右边痪。

隐白足脾经④，大指端中寻，韭叶沿皮后，针灸至三分。

大都足大指，本节后陷中，五分针可用，艾灸两相攻。

太白足内侧，骨下陷中求，穴入五分针，加艾气周流。

---

① 爪甲：原作"甲爪"，据医理改。
② 桌子：原作"卓子"，据文理改。
③ 窍阴：原作"窍脉"，据文理改。
④ 脾经：原作"皮经"，据医理改。

商丘内踝下，陷中一寸通，可灸五七壮，寒湿侧脚风。

阴陵泉在膝，内侧转骨前，伸足取横针，透至阳陵泉。

厉兑大指足，次指爪甲内，韭叶入五分，针灸方效速。

陷谷足大指，次指之外间，内庭上二寸，针入一寸安。

冲阳在足跗，上约三寸骨，动脉谷陷前，三寸量交足。

涌泉脚板心，屈足宛①中寻，大小便闭结，速取五分针。

然谷②内踝前，大骨陷中边，横针一寸处，足肿并喉咽。

太溪在内踝，后跟骨上寻，动脉陷中灸，一寸透昆仑。

复溜内踝上，二寸陷中平，沿皮顺骨下，一寸两相停。

阴谷③在膝内，转骨弯大筋，上面小筋取，一寸要针行。

至阴足小指，外侧爪甲角，沿皮后二分，眼痛甚服药。

通谷足小指，外侧前陷里，横针去三分，肿痛脚气愈。

束骨足小指，外侧本节连，后至陷中点，沿皮一寸前。

京骨足外侧，大骨下赤白，肉际陷中看，横针五分得。

手三里在手，曲池二寸有，穴取二寸针，七壮加艾灸。

膝关在犊鼻，骨上取旁开，五分处点穴，横透膝眼来。

悬钟外踝骨，用④指按骨间，四指横按尽，针透阴交边。

三阴交内踝，上取三寸端，横针透绝骨，点穴休要偏。

阴市膝上面，五寸垂手放，中指点到穴，三分灸七壮。

丰隆外踝上，八寸下廉外，五分针取用，七壮灸安然。

腕骨手外侧，腕前取骨下，穴取陷中平，五分针无价。

【点评】井穴刺法、其他穴透穴刺法均与《窦太师针经》特征相合。

---

① 宛：原作"腕"，据文理改。

② 然谷：原作"然骨"，据义理改。

③ 阴谷：原作"阴骨"，据文理改。

④ 用：原脱，同治本亦脱，据文理补。

杂病穴道

百会在顶中，两耳尖端上，顶心是正穴，二分沿皮向。

风池在耳后，发际陷中透，横针右透左①，侧刺左透右。

【点评】此风池左右透见于清代《循经考穴编》《针灸集要·窦太师秘传》《针灸内篇》。

地仓口角旁，针缝穴道处，针入二分可，灸之加艾炷。

人中生鼻下，穴取五分平，嚍水亚珠现，五分穴内明。

睛明目内眦，折分才半是，雀目冷泪流，停针行妙计。

承浆在下唇，点穴要分明，宛②中针半寸，手法一般同。

颊车面推下，颊骨陷中迁，沿皮向下取，直透地仓边。

风府在顶后，发际一寸边，浅刺一分可，深刺禁相妨。

迎香鼻上旁，嫩骨五分藏，平针一分可，禁灸在其方。

翳风在耳后，开口得其穴，虚实行补泻，寸半忖量折。

神庭在头额，发际五分得，折取要分明，五分针得穴。

太阳在眉后，穴道紫筋边，棱边刺出血，目痛即时痊。

听会耳珠前，陷中关下边，动脉宛③内取，七分刺无偏。

膻中两乳间，仰卧在中央，穴上只宜灸，禁针要度量。

攒竹眉两间，沿皮向外边，寸半透鱼腰，眼肿即时痊。

绝骨外踝上，端取三寸放，横针寸五分，直透阴交上。

【点评】绝骨透三阴交，见于清抄本《针灸集要·窦太师秘传》，《循经考穴编》写作"悬钟透三阴交"。

---

① 左：原作"边右"，据下文改。
② 宛：原作"脘"，据文理改。
③ 宛：原作"脘"，据文理改。

曲骨横骨上，穴道毛际中，寸半施针灸，手法内相攻。

吕细足内踝，骨上动脉寻，一寸量取入，横针透昆仑。

风市膝外筋，垂手①顺腿指，指尽点其穴，一寸针方许。

血海足膝髌，内廉肉际分，垂手中指前，横针三寸应。

膏肓在四椎，微下两旁边，各开三寸点，多灸禁针砭。

百劳大椎骨，尖上刺三分，五劳七伤病，艾灸又加焚。

至阳取七椎，骨尖上面持，三分针入穴，灸火助相陪。

肺俞三椎尽，旁开半寸应，一分以沿皮，针去半寸用。

【点评】肺俞及以下背俞穴的沿皮向外一寸半透穴刺法，首见于《窦太师针经》。

脾俞十一椎，两旁半寸开，沿皮向外针，一寸五分段。

白环廿一椎，各开半寸位②，针加寸半使，艾火正相宜。

肾俞十四椎，寸半各开除，沿皮向外针，寸半要依随。

命门十四椎，节下齐相对，伏卧是精宫，三分针要会。

心俞第五椎，节下两旁移，各开寸五分，沿皮寸半齐。

肝俞第九椎，各开寸五分，沿皮向外取，又取寸半针。③

脾俞十一椎，骨下两旁陪，各开寸五分，向外寸半回。

中脘脐上取，四寸点穴针，加艾五七壮，寸半次相回。

乳根两乳上，一寸六分中，沿皮向后取，寸半手法通。

气海脐下是，寸半点穴真，二寸半深取，后灸要先针。

中极脐四寸，针入寸五分，艾加五七炷，治证有神力。

---

① 垂手：原作"乘手"，据文理改。

② 位：原为"为"，据医理改。又，肺俞、脾俞、白环（俞）之"半寸"，均应据下文改作"寸半"。

③ 肝俞……又取寸半针：此四句原在"关元脐下点……艾火烧自然"四句之后，今移至"心俞"四句与"脾俞"四句之间，以示背俞之序列。

丹田在于脐，下取三寸宜，直透二寸半，艾灸效痊除。

上脘脐上取，五寸上面存，针行至一寸，手法效前人。

关元脐下点，三寸是根源，三寸深针可，艾火烧自然。

肩井在肩端，按肩①三指端，直针二寸半②，烧灸得安然。

璇玑天突下，一寸要分明，仰头足之的，针取五分乎。

期门在鱼腹，上越筋开属，股内脉应手，禁针灸效速。

归来脐三寸，旁开三寸分，下取二寸是，针入半寸中。

膝关犊鼻下，二寸陷中针，可灸五七壮，折取一寸深。

治多年医不可痔疮灸法

用草一根，男左女右脚，从脚根量至脚尖周遭。又用双折草，从尾尖骨至腰中心，灸七壮。又用草一根，从口两角③至耳根厚双此至周围一匝。又从鼻尖双此至顶心，灸七壮，立效④。

---

① 肩：原作"眉"，据文理改。

② 二寸半：肩井穴直刺只可 5 分，原文疑误。

③ 角：原作"甲"，据文理改。

④ 原文以下有符咒内容，删之。

附　录

从《针灸原枢·窦太师秘传密话针经
琼瑶宝鉴》看《琼瑶针灸神书》

一、《窦太师秘传密话针经琼瑶宝鉴》基本情况

1. 作者与成书时间

《窦太师秘传密话针经琼瑶宝鉴》（简称《宝鉴》）收录在明代太医院医官吴嘉言《吴梅坡家传神效针灸原枢》（简称《针灸原枢》）中。《针灸原枢》国内早佚，日本存有藏本，1993 年由大阪オリニト出版社影印发行《临床针灸古典全书·中国资料（十）》，其中收载有卷一《医经会元·自叙》和卷九、卷十（即《针灸原枢》）。《医经会元·自叙》落款为"万历庚辰岁孟春上浣之吉，原太医院医官浙严分水梅坡吴嘉言撰"。如此序记述准确，则该书当编成于 1580 年。具体考证详见"《针灸原枢·增入漏经穴法》的文献源流及价值、影响探讨"一文［世界中西医结合杂志，2020，15（11）.］。《针灸原枢》卷九书题下详列此书编撰人情况，有浙江严州分水梅坡吴嘉言著，男吴学易、侄吴学问校正，门人陈应麟、杨子杰编次，书林叶贵梓行。卷十除上述诸人外，校正增一人，为古睦医馆余松；编次增一人，为臧一阳。

在《针灸原枢》卷九开篇的《原枢说》中，吴嘉言对窦氏针灸非常推崇，认为"三代而下妙乎针道者，惟窦汉卿之《标由赋》《密

语宝鉴》系针家之轨范也。正针经者是皇甫士安之《甲乙》，明经络孔穴者滑伯仁《十四经发挥》及《扁鹊玉龙歌》《难经》，皆法《内经》之要者也"。此中《密语宝鉴》应是《窦太师秘传密话针经琼瑶宝鉴》的简称。可见，吴嘉言等人编著《针灸原枢》时，《宝鉴》已经成书，吴氏只是将此书抄录收编入《针灸原枢》之中，而非《宝鉴》一书的著者。此后吴氏还对《标幽赋》的午前卯后、迎随补泻及交经八穴等内容进行了论述。

在《宝鉴》标题下有"窦桂芳校证"五字。窦桂芳曾于元代皇庆壬子（1312）刊行《针灸四书》，其中含有的《针经指南》即窦氏针灸文集，是由窦桂芳收集当时的抄本与朱良能刊本窦氏遗书《针法》［刻印于元代元贞年（1295）］参究订误、重新改编而成，是后世研究窦汉卿针灸学术理论最主要的文集。《宝鉴》一书书名未见于窦桂芳《针灸四书序》《针经指南序》两篇序文，亦未见于古今书目，仅于此处独见，属于孤证。结合全文内容来看，《宝鉴》确与窦太师针灸关系密切，但从其对《玉龙歌》的改编来看，并非窦太师亲著，亦非王开、王国瑞编著，很有可能是道医编著，而借窦桂芳之名以增强本书特色针法出于窦太师秘传的可信性，或为书商常用的行销手法亦未可知。

2. 主要内容

《宝鉴》可以分为两部分，以"琼瑶真人秘传针法卷终"一句为界，前一部分以歌诀形式的针法、病症治疗内容为主，后一部分以非歌诀形式的针灸配穴处方为主。在后一部分中有"气上之法""气下之法"等11首歌诀，内容与前一部分针法歌诀、特色一致，故应移至前一部分为佳。

经王雪苔先生与李鼎先生考证，《宝鉴》内容与清刊4卷本《针灸神书》多有相同之处。黄龙祥也认为两书应相互参详。经文本比对发现，《宝鉴》中除前一部分的"岐伯天师云""汗下吐三法""汗下吐脉法""观形察色""拦江赋""五脏六腑图说""脏腑相传诀""针毕病人禁忌秘诀"8条不见于《神书》之外，其他大部分歌诀内容基本与《神书》相同，但歌诀排列次序有很大差别。部分歌诀虽文字不同，但文义无异。而且《宝鉴》的歌诀题目较《神书》简洁（《神书》歌诀题目前多加"男女"二字）。两书所载升阳法、升阴法、气上法、气下法、搓搓法、中脘盘法、午前午后、男女等针法特色也都一致。因此，两书应为同一传本系统无疑。《宝鉴》歌诀部分有腧穴定位文字，应为小字注解，而误为大字混入歌诀正文，问答部分亦有脱失，可与《神书》互相校补。现将《宝鉴》前后两部分分述于次。

二、《宝鉴》歌诀

《宝鉴》歌诀内容除前述8条不见于《神书》外，其余均可在《神书》中找到对应内容，如盘盘即响法、虚循、实循、虚提、实提、虚按、实按、虚弹、实弹、虚撞、实撞、虚极、实极等针刺手法歌诀，以及男子筋骨疼痛、妇人筋骨疼痛、腰疼腿硬法等病症治疗歌诀。其中的"琼瑶真人口传心授一百二十手法"含有59首病症歌诀，其内容、排列次序与《神书》卷二地部"男女中风不语一百五十八法"至"男女口气之病二百十六法"等59法基本相同（"男女偏正头风加一百六十三法"中实含有"偏正头风""口眼㖞斜"二法）。

两书不同处：《宝鉴》较《神书》多"膝盖红肿鹤膝风"1首，少"男女鸠尾独泻五般寒痫二百八法"1法；《宝鉴》较《神书》缺少各歌诀小标题，《神书》无"琼瑶真人口传心授一百二十手法"这一大标题，而是直录各歌诀内容。两书有两处顺序不同，《神书》为"男女心胆虚寒之证一百八十八法""男女乳蛾之证一百八十九法"，而《宝鉴》排序则相反。《神书》"男女肾气冲心之证二百十二法"在"男女伤寒七日过经不传二百十四法"之前，而《宝鉴》"肾气冲心"则在"过经不传"之后。

《宝鉴》"用穴道手法诗式号"即《神书》"男女穴法浅深手指二百二十七法"和"琼瑶后传手法二百二十九法",应是由《扁鹊神应针灸玉龙经·穴法歌》改编而来。如《玉龙经》"补泻分明且莫差,祖师定穴通神妙",《宝鉴》改为"上下分明气不差,太师传下诸穴道",以气上、气下代指补泻。《神书》延续此用法,但将"太师"误传为"大师"。《玉龙经》的用词"圣人""祖师"透漏出借名扁鹊的明显意味,而从《宝鉴》"何不当求手法通"到《神书》"神传琼瑶手法通"可以看出字词由平实述理向神仙传授的转变。

《宝鉴》"一百二十手法"内容与《针灸原枢》卷九《扁鹊玉龙歌》的歌诀次序大体相同,但内容有较大差别。如开篇缺少十二句歌诀,文中缺少心血炎上、腿风、脚背痛等18首病症歌诀。与《扁鹊神应针灸玉龙经·玉龙歌》的次序有较大差别,无《玉龙经·玉龙歌》开篇4句歌诀,缺少文中14首及最后7首病症歌诀。"一百二十手法"无腧穴注解内容,前面二十余首歌诀取穴较《针灸原枢·扁鹊玉龙歌》《玉龙经·玉龙歌》均多,针刺手法也增加或改成升阳、升阴、气上、气下等法,而《神书》除了前面二十余首外,后面相应的十余首歌诀也做了如此改动。如

《玉龙经·玉龙歌》:"不闻香臭 不闻香臭从何治,须向迎香穴内攻,先补后泻分明记,金针未出气先通迎香,在鼻孔旁五分缝中,直针一分,沿皮向后上三分,泻多补少。禁灸。"

《针灸原枢·扁鹊玉龙歌》:"不闻香臭从何治,迎香穴内最堪攻,先补后泻分明记,金针未出气先通迎香二穴在鼻孔傍五分直缝中。针入一分,泻多补少,禁灸,沿穴向上。应穴上星穴也,治鼻塞不闻香臭,先补后泻,流浊涕者,单泻,流清涕,单补。"

《宝鉴》"一百二十手法":"其七迎香穴在鼻孔傍各五分、不知香臭要加搓,迎香升阳在指中,先上后下分明使,金针在搓气先通。"

《神书》"男女不知香臭一百六十四法":"不知香臭要加搓,迎

香升阳在指中，先上后下分明使，金针在搓气先通。"

可以看到，在同一"不闻香臭"相应文字中，《扁鹊神应针灸玉龙经·玉龙歌》与《针灸原枢·扁鹊玉龙歌》之补、泻被《宝鉴》"一百二十手法"与《神书》换成上、下，增加了搓的手法，在"鼻流浊涕""吹乳"中亦然如此，还增加了搓按、升阳、提泻、伸提等手法，同时还存在一些传抄错误。

经详细比对发现，《宝鉴》"一百二十手法"与《神书》不仅在59首病症歌诀内容、排列次序上基本相同，且与《针灸原枢·扁鹊玉龙歌》《扁鹊神应针灸玉龙经·玉龙歌》原文所改动的气上、气下、升阴、升阳、中脘盘法等特色均一致，而《神书》改动的歌诀数目较"一百二十手法"更多更彻底。从文本形成过程来看，《宝鉴》"一百二十手法"在《神书》之前，应是《神书》的前期未完成版本。

值得注意的是，《宝鉴》"一百二十手法"歌诀排列次序与《针方六集》（成书于1618年）中的《玉龙歌》相似度最高，提示可能与《针方六集》具有相同的版本来源。但无《针方六集》开篇4句歌诀，歌诀数目也不一样。《针方六集》记载病症治疗歌诀78首，"一百二十手法"为59首，缺少19首。"一百二十手法"条文次序仅有两处颠倒，如眉间疼痛与忽然眼疼，心胆虚寒与时疫疟疾等；《针方六集》每首治疗歌诀前有小标题，后有腧穴注解，"一百二十手法"则无小标题和腧穴注解。"一百二十手法"从"中风不语"至"九种心疼"这部分内容较《玉龙歌》每首歌诀的取穴要多1~2个，针刺手法也更复杂。《玉龙歌》基本以补泻言，"一百二十手法"则有气上、气下、升阳、升阴、搓、按、极、盘盘、摇摇等多种手法。从"痔漏之疾"到最后，除遗漏歌诀外，则与《玉龙歌》基本相同。

将《宝鉴》"一百二十手法"与《玉龙歌》进行文本比对，可发现3首病症治疗歌诀中有液门、承浆、任脉3处十分明显的腧穴错误，清楚地提示了"一百二十手法"抄自《玉龙歌》的这种传抄关系。

整体来看，《宝鉴》"琼瑶真人口传心授一百二十手法""用穴道手法诗式号"是以《玉龙歌》为底本改编而成，做了掐头改尾、去掉小标题和腧穴注解的处理。《宝鉴》除有部分歌诀次序颠倒和缺少19首歌诀外，还对前半部分歌诀进行了穴位增加和针刺手法的改编，所增加的气上、气下、升阳、升阴、搓、按、极（捻）、盘盘、摇摇等针刺手法与《神书》相同。而《神书》对此的改编应是道医所为，或借此以传扬其针法。但是，《宝鉴》"一百二十手法"的改编工作只进行了一半，并未彻底完成，而《神书》的改编则较《宝鉴》"一百二十手法"更多，并更正了后者3处腧穴错误中的两处。综上所述，《神书》很有可能是在《宝鉴》"一百二十手法"基础上所作的进一步改编。经过比对分析，得出三书的改编顺序，应该依次是《玉龙歌》《宝鉴》"一百二十手法""用穴道手法诗式号"、《神书》。

三、《宝鉴》针灸处方

这一部分在"琼瑶真人秘传针法卷终"之后，从气上、气下、盘、摇等针法特点上来看，《宝鉴》与《神书》如出一辙。其中《宝鉴》仅"气上之法、气下之法、气上不行加法、炁（气）不行加法"与"气下加法（原无此标题，据《神书》加）、不传下法、汗不出加法、不传汗法、不吐加法"及文末的"九宫尻神、定吉凶时"11首为歌诀形式，其他皆为"病症名＋腧穴配伍（刺灸法）"的针灸处方形式。前9首歌诀与《神书》"气上一法""气上不行加三法""气下不行加四法""伤寒不传气下加七十法"等9首歌诀内容基本相同，而在少量文字差别处《宝鉴》理义更胜。《宝鉴》应将此9首歌诀置于一起，排在第一部分的"气上虚法"歌诀之前更为合理。

《宝鉴》针灸处方部分共计80首病症针灸配穴处方，以标题标明所治病症，每个处方详列 3～9 个穴位，每穴位后以小字标注腧穴定位或刺灸法。其中 38 个处方在《神书》中可以找到相对应内容，并均被改编成歌诀形式，从中可以较明显地看出从《宝鉴》到《神书》的文本改编形成过程。有相当一部分处方与窦氏针灸处方集《针灸集成》的配穴处方有较高相似度，如治手指拘挛不得开、两膝红肿疼痛、足不能行履、脚弱无力、脚膝红肿生疮等。

《宝鉴》80 首针灸处方中，《针灸原枢》"增入漏经穴法"食关（即食仓）、百劳、四花、独阴、中魁等 5 个奇穴多次出现，此外尚有膝关（据其定位即为膝眼穴）、精宫、海底、人中、丹田等奇穴，针刺手法也多采用中脘、关元盘盘法及提按刮补泻、气下等，与《宝鉴》的针刺手法特色相同，应是道医所集针灸配穴处方。

兹将《宝鉴》与《神书》有关针方对比于表1。

表1 《宝鉴》《神书》针方比对表

宝鉴	神书
治手指拘挛不得开 外关二穴在手背腕后二寸 曲池二穴在肘内曲骨缝尖 二间二穴在次指大节后中间 手三里在手曲池下二寸上廉三里下一寸 肩髃在肩端骨举手得穴	**男女两手拘挛一百七十八法** 两手拘挛真个疼，曲池外关要升阳， 复使气上即使下，尺泽中渚气下康。 **治两手拘挛半身不遂二百四十六法** 两手拘挛取曲池，外间升阳至阳移， 加持气上忙催下，泽渚相间气下随。
治心胸疼痛 大陵先泻后取气下 内关泻 三里灸七壮取气下 内庭三提四补七弹出血痢下有准 胀痛灸上脘右行 二间 中脘灸中脘右行吐	**治心胸疼痛二百三十八法** 心胸疼痛最难当，先泻人陵气下忙， 有积内关痛甚泻，左盘中脘艾加详。 **又治心胸疼痛二百三十九法** 上脘右盘灸又加，三提四补内庭夸， 四转七弹出血准，下升三里灸无差。

综上所述，《宝鉴》这部分的针方虽含有《神书》歌诀穴位，又多出几穴，但并不完全相同。

在最后的"喉咙肿痛闭塞不通"配穴处方："天突_{专治}，泻合谷_补少商_血"在少商穴下，紧接双行小字"血。三呼外转为补，五吸内转为泻气之法，补三次提七次"，另起一页有顶格双行小字"为循。答曰：何为血行气行？气行者，麻也，血行者，痛也。何为气血，答曰上刮七次，战七次，气血相传，不伤荣卫，气下之法，泻四按七，将针向下循，血气痛麻依前理。下刮七次战七次相通，知道血气下者，又不知冷热汗出，不为良医也"。少商穴下小字部分的"血"应指刺血法而言，正对应喉咙肿痛闭塞不通之病症。但其后的文字部分应不是在少商穴上的刺法操作，应大字另起一行，为论述补泻气法、循法及气上、气下之法，此处疑有错乱阙文。这种问答的体例与"琼瑶真人秘传针法卷终"之前的虚循、实循、虚提、实提等问答体例相同，应互相参看，或即为其中之文而错置于此。另外，还可以与卷十"气上之法""气下之法"歌诀和卷九"午前法歌""又歌""又补泻量宜多少歌"相参照。

"九宫尻神"在《针灸原枢》卷十中实际有两处，一在《宝鉴》之前，为一岁至九十岁每岁对应部位，非歌诀形式；一在卷十之末，以歌诀形式为主。前者起首为"一岁起坤，二岁震，一年一位"，接着为坤、震、巽、中宫、乾、兑、艮、离、坎等九宫分别对应踝、牙、指，乳、口、头肩、尻，面、目，手、膊，腰、项，膝、肋，脚、肘，肚等身体部位，其后详细列出一岁至九十岁所对应的身体部位，基本按照九岁一个循环的规律顺序排列。与此相似的文字铺陈内容，见于《针灸四书·黄帝明堂灸经》"胡侍郎奏过尻神指诀"、《针灸聚英》"胡侍郎奏过尻神指诀"，经对比发现，此部分岁身对应来自《针灸聚英》的可能性更大些。卷十之末以歌诀形式的"九宫尻神"，则以8句七言歌诀开始，后接"一岁起坤，二岁震，三岁起巽，一年一位，周而复始"一句及九宫文字男女占数，又接五言歌诀4句，再接七言歌诀12句，编排形式显得混杂不清。经查，有《医经小学》"逐年尻神"、《针灸大全》"九宫尻神歌"（《针灸聚英》引录）、《针灸集书》"尻神起例"（无歌诀，是与《针灸大全》相似而内容更为简略的圆盘图配文字）、《针灸大成》"九宫尻神禁忌图"（与《针灸大全》歌诀不同，配八卦简图与文字），《神书》为手掌九宫图配 9 句八言歌诀加 1 句七言歌诀。经对比发现，虽然九宫对应的身体部位基本相同，但歌诀具体字词内容均有差别，无基本相同者，且《宝鉴》所载歌诀多了 16 句内容，增加了更多的疾病症状。虽然《针灸聚英》和《宝鉴》一样均具有岁身对应和歌诀两个部分，但两书两部分内容亦不完全相同。按照《针灸原枢》"十干经络所属歌""十二经脉合十二时循环歌""诸经气血多少歌"等歌诀的引用情况来看，如果《针灸大全》《针灸聚英》为《宝鉴》"九宫尻神"歌诀的文献来源，那么字词上不会有如此大的差别，因此《宝鉴》"九宫尻神"歌诀引自此两书的可能性很小，很有可能是《宝鉴》编著者的作品。《神书》乾、坎二宫歌诀与《宝鉴》极为相似，其他则改动较大，能看出《神书》是在《宝鉴》基础上做了进一步改编。

四、小结

《宝鉴》与《神书》属于同一传本系统，其所载内容主要包括 129 条与《神书》内容基本相同但标题简洁的问答及歌诀，据《玉龙歌》改编的"一百二十手法""用穴道手法诗式号"，80 首病症针方集，以及分别录自《脉症治方》《针灸聚英》《存真环中图》《奇效良方》的 4 条引文。从这 4 条引文来看，《宝鉴》的编成时间当在《针灸聚英》之后，即便考虑到这 4 条引文因排版或其他原因错乱混入的可能性，将其排除在外，《宝鉴》也不似窦太师秘传之本，而很有可能是道医欲借窦汉卿之名而推广其针灸医术之作，由窦桂芳校证的可能性很小，应是假托窦桂芳之名。

需要提出的是，《宝鉴》应较《神书》的年代早，从文本发生的过程来看，《宝鉴》是《神书》的早期文本，应是道医在窦氏针灸文本的基础上加以引用改编，同时转录其他文献而成。

从各部分内容分布情况来看，存在部分篇目次序错乱的可能性。气上之法、气下之法、气上不行加法、炁不行加法与气下加法、不传下法、汗不出加法、不传汗法、不吐加法9首针法歌诀既见于《神书》，标题、内容均与前文针法歌诀如出一辙，应置于一起，排在"琼瑶真人秘传针法卷终"之前的"气上虚法"之前更为合理。"治手指拘挛不得开……哮喘气促"等23首与"咳嗽红痰……喉咙肿痛闭塞不通"等57首，共计80首病症针灸配穴处方，也应排在一起成为针方集。最后一首针方"喉咙肿痛闭塞不通"末尾的双行小字"补泻气之法"问答内容似应移至虚循、实循、虚提、实提等针法问答部分更为合理。

另外，《针灸原枢》卷九尚有针妙歌、男子午前补泻法、男子午后补泻法、午前法歌、又歌、又补泻量宜多少歌、每日调气合时如月歌、井荥俞经合流注深浅歌8首歌诀和"雷（火）针法"，与卷十《宝鉴》内容风格相同，关系密切，放置一处更加合理。虽未见于《神书》，但可补《神书》之不足。

基本可以确定，《针灸原枢》中"窦太师秘传密话针经琼瑶宝鉴"是道医在窦氏针灸文本《玉龙歌》的基础上加以改编，并合以其特色针法歌诀而成，为借窦汉卿之名而推广其道家特色针灸医术，并不是窦桂芳校证的窦汉卿秘传之本。此文本可能是清刊4卷本《神书》的早期传本，故可与《神书》互相校补，如此则对分析《神书》的文本构成与演变具有重要的文献价值，同时对所谓"琼瑶真人"的道医针刺手法研究和针方集研究也具有重要意义。